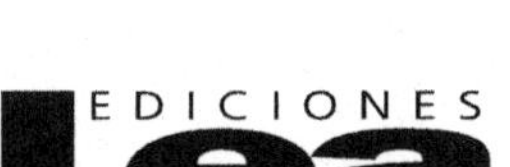
EDICIONES
Lea

Graciela Pérez Martínez

Magnetoterapia

Salud de hierro con imanes

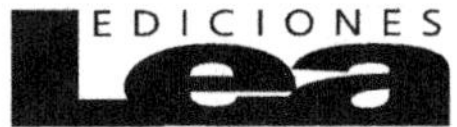

Magnetoterapia
es editado por
EDICIONES LEA S.A.
Charcas 5066 C1425BOD
Ciudad de Buenos Aires, Argentina.
E-mail: info@edicioneslea.com
Web: www.edicioneslea.com

ISBN 978-987-1257-49-2

Pérez Martínez, Graciela
   Magnetoterapia - 1a ed. 1a reimp. - Buenos Aires : Ediciones
Lea libros, 2010.
   160 p. : il. ; 22x14 cm. (Alternativas; 14)

   ISBN 978-987-1257-49-2

   1. Terapias Alternativas 2. Magnetoterapia. I. Título
CDD 615.845

Graciela Pérez Martínez

Magnetoterapia

Salud de hierro con imanes

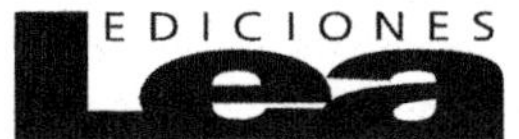

*Este libro está dedicado a mis alumnos, los de hoy
y los de ayer, a todos los que creyeron en mí y por
mi intermedio, en la Terapia con Imanes.*

*Mi agradecimiento a los alumnos que han
contribuido con sus casos resueltos por aplicación
de la Terapia con Imanes, porque ayudaron a
ilustrar con ejemplos los protocolos de tratamiento
propuesto. Sepan que con su aporte contribuyen
a difundir un sistema terapéutico que está llamado
a liberar del dolor a muchos que sufren.*

Para comenzar a entender la Terapia Biomagnética y los alcances que puede tener, es conveniente repasar algunos conceptos que se desarrollan en esta obra así como entender ciertos presupuestos básicos que ayudan a comprender el mensaje profundo que se vislumbra detrás de las palabras. Quizás resulte insuficiente el marco de esta obra para esclarecer un tema que ha sido desvalorizado por la falta de información bien intencionada, vertida por profesionales responsables e idóneos en la materia, que hayan dedicado muchos años a la investigación y el estudio de los resultados de la aplicación de imanes de inducción permanente en beneficio de la salud humana.

El estado de salud

Se denomina estado de salud al equilibrio entre todos los sistemas orgánicos que integran un organismo pluricelular. En el estado

de enfermedad, las células han sufrido una alteración de su voltaje, presentándose un desequilibrio en el potencial de la membrana celular.

La Polarización celular

La aplicación de campos magnéticos, en sus distintas modalidades, aumenta el flujo sanguíneo y optimiza la oxigenación de los
tejidos celulares. Su acción sobre la actividad eléctrica de la célula,
contribuye a polarizarla y conducirla al estado de salud.

Efectos de los campos magnéticos en la salud

Los efectos más conocidos, producidos por la aplicación de campos magnéticos permanentes y de campos magnéticos pulsantes,
son enumerados a continuación:

- Acción directa sobre los eritrocitos en los vasos sanguíneos.
- Equilibrio del metabolismo del calcio y del hierro en el organismo.
- Limpieza de los depósitos de calcio y de grasa, que se hayan adhe-
  rido a las paredes de las arterias y vasos sanguíneos en general.
- Armonización del funcionamiento del sistema endocrino, refle-
  jándose en el aspecto de la piel, el cabello y el tono muscular.
- Influencia positiva sobre la circulación de la sangre y la linfa, con-
  tribuyendo a la limpieza de los tejidos y la nutrición celular.
- Equilibrio de la presión arterial.
- Acción sobre el sistema inmunitario, estimulan los mecanismos
  de defensa.
- Influencia sobre el rejuvenecimiento de los tejidos.
- Estimulación de la tendencia a la homeostasis.
- Beneficio del humor y vigorización de los individuos que se sien-
  ten agotados energéticamente.

El código de la vida

El proceso de comunicación celular en los organismos vivos utiliza una serie de códigos o lenguajes en sus procesos de conexión interior. *La ciencia intenta conseguir los códigos para reproducir dicho lenguaje.*

El proceso comienza dentro de una o más células y se propaga a través del sistema por medio de los sistemas de comunicación química y *electromagnética*. La membrana celular es una barrera de permeabilidad selectiva que regula la relación entre las actividades internas de la célula y su entorno. A los efectos de entender este proceso tomaremos, únicamente, la comunicación intercelular en términos del movimiento de las proteínas moleculares, sin profundizar que estamos tratando también con fuerzas y campos magnéticos. *La naturaleza parece utilizar los iones y la corriente eléctrica que ellos transportan como un idioma universal para coordinar las actividades intercelulares y ciertas relaciones entre células cercanas.*

El cuerpo produce sus propios campos magnéticos por oxidación. Los sistemas vivos son electromagnéticos. El cerebro está polarizado electromagnéticamente positivo y la periferia desde el cerebro hacia fuera está polarizada negativo. Cuando se produce un traumatismo de alguna índole, el campo Eléctrico y el campo Magnético de la lesión son un campo electromagnético positivo. El cuerpo, por intermedio del mecanismo del sistema nervioso y las células que rodean al sistema nervioso, intenta concentrar un campo electromagnético negativo para obtener el equilibrio. El área donde se verificó el traumatismo se vuelve acidificada y habrá de desarrollar un proceso inflamatorio. Si se tratase de una articulación, podrá ser una artritis y si fuese desarrollado en el cerebro, es posible que sea una psicosis. Dependiendo de dónde se desarrolle el medio ácido, se determinará qué proceso se pondrá en marcha.

El Campo Magnético Negativo mantiene el estado alcalino pero en muchos casos, no alcanza con los mecanismos fisiológicos del cuerpo para producir dicho campo. Una célula normal tiene un equilibrio alcalino, de lo contrario, el oxígeno no podrá estar presente y producir la energía de la vida.

La Terapia con Imanes propone disponer de un campo magnético externo, colocarlo sobre el área traumatizada, de modo que el
cuerpo responda en la misma forma que si lo hubiese podido producir por sí mismo.

CAPÍTULO 1

El pasado de los imanes

La Física nos informa

En 1864, James Maxwell estudió la velocidad de la luz conjuntamente con la velocidad de las ondas electromagnéticas, llegando a la conclusión que ambas tienen igual velocidad y que ésta se sitúa en el orden de los 300.000 kilómetros por segundo.

A principios del siglo XX, Albert Einstein contribuye con sus conocimientos al inaugurar la teoría del fotón. La luz está compuesta por pequeños corpúsculos luminosos llamados fotones, que se trasladan por medio de movimientos ondulatorios en el espacio exterior. Las teorías más modernas aseveran que la luz se compone de pequeños paquetes de energía a los que se ha denominado Quantum y las partículas de radiación son conocidas con el nombre de fotones. La radiación electromagnética se propaga por el universo en forma de ondas Interactivas de campos eléctricos y magnéticos.

El campo magnético de la Tierra es de baja intensidad, no obstante lo cual, ejerce una enorme influencia sobre los seres que la habitan debido a la distribución de las líneas de fuerza terrestres, capaces de atravesar todo a su paso, incluyendo los tejidos que componen los sistemas orgánicos de los seres vivos .

Influencia sobre la estructura ósea

La estructura ósea de los vertebrados tiene una organización tal, que depende de la influencia de dichas líneas de fuerza. Entre otros informes, es posible citar el que ofreció la NASA hace poco tiempo atrás: la falta de campo magnético que experimentaron los astronautas que permanecieron por largos períodos fuera de la órbita de la Tierra, fue la causa eficiente de la declaración de su osteoporosis. Otros ejemplos en los que se presenta alteración del campo magnético testimonian la importancia de este "alimento" (campo magnético = fuente de la vida terrestre) que organiza la vida de las células.

Los conocimientos antedichos y otros que serán desarrollados en esta obra fundamentan la importancia de la Terapia Magnética en la conservación de la salud. En resumen, podemos afirmar que la Magnetoterapia, aplicada en sus distintas modalidades, conduce al equilibrio iónico y organiza molecularmente a los tejidos vivos.

Biomagnética: la heredera del conocimiento oculto

La Biomagnética aparece como una ciencia recién en el siglo XX, en los albores de la década del 70. No obstante ello, sus antecedentes se remontan a la antigüedad, en otras modalidades de tratamiento que aprovecharon los beneficios de los Campos Magnéticos sobre la salud en general. Los informes que han quedado de tales prácticas permanecen en las imágenes que nos han legado las antiguas culturas, mostrando que pueblos tales como los egipcios y los caldeos han conocido y aplicado la magnetita, una piedra negra cuyo campo magnético es débil. Algunos informes recientemente publicados, comunican que se ha encontrado recientemente una mina, de diez mil años de antigüedad, en el territorio africano.

La magnetita era utilizada por los pueblos antiguos para la preparación de pociones sanadoras con la molienda de dicha piedra. Se menciona el uso de finos polvos, que eran adicionados a la comida de los enfermos. A su vez, se realizaban aplicaciones en forma de compresas, utilizadas en las heridas de los guerreros y en las lesiones comunes de la piel. También se utilizó el polvo de magnetita en los productos cosméticos y se confeccionaron collares, a partir de esta materia prima, que luego eran teñidos con extractos vegetales para darle distintos colores.

En el siglo I de la Era Cristiana, los chinos llevaban registros de los efectos que las variaciones en el magnetismo del campo terrestre tenían sobre la salud y la enfermedad. Utilizaron brújulas muy sensibles para registrar dichas variaciones. Más recientemente, en la década del cincuenta, Japón aventajaba al resto de los países en materia de trabajos científicos publicados sobre campos magnéticos. Desde la década del setenta en adelante, se han llevado a cabo distintos Congresos médicos sobre el tema del Magnetismo y su efecto sobre los seres vivos. En Japón y en varios países europeos, así como en los Estados Unidos de Norteamérica, se dictan conferencias sobre campos magnéticos y su relación con la salud y la calidad de vida.

La Magnetoterapia y la Biomagnética

Antes de la Era Cristiana, algunos pueblos conocieron la existencia de una piedra mineral, un óxido de hierro: la magnetita ($Fe_3 O_4$), que tenía la propiedad de atraer el hierro y otras piezas del mismo mineral.

Entre los años 1000 y 1200 de la Era Cristiana, esta disciplina que hoy conocemos como Magnetoterapia fue conocida, en particular con referencia al uso de la brújula y la navegación. La brújula (barrita o aguja imantada, que girando libremente sobre una púa sigue la dirección del meridiano magnético, señalando con uno de sus extremos, el norte magnético) es registrada en la cultura china mucho antes que en la cultura occidental; suele trazarse hacia atrás, hasta el año 121 a.C.

Durante cientos de años el conocimiento sobre los campos magnéticos y la magnetoterapia permaneció acallado, hasta que en el año 1600, Sir William Gilbert publicó en Inglaterra un libro sobre el tema del Magnetismo, con la finalidad de unificar criterios en interés de los temas de navegación marítima. Mencionó, entre otros, la declinación de la brújula y contribuyó al progreso de la magnetoterapia, dando a conocer sobre bases empíricas irrefutables, que el planeta que habitamos, la Tierra, es un gran magneto.

En 1760, una Ley de la Física propone que la intensidad de un campo magnético es inversamente proporcional al cuadrado de la distancia a los polos.

En 1785, Carlos A. Coulomb, (físico francés, 1736-1806), estableció la Ley que lleva su nombre: "La atracción o la repulsión entre dos polos magnéticos con cargas distintas o iguales es inversamente proporcional al cuadrado de la distancia que los separa".

Andrés Ampere (físico francés, 1786-1853), demostró que las agujas de acero se magnetizan si se colocan dentro de un alambre circular que conduzca corriente eléctrica.

Miguel Faraday, (físico inglés, 1791-1867), estudió las particularidades de las regiones que rodean a los cuerpos eléctricos y a las corrientes eléctricas. Estableció el concepto de campos eléctricos y magnéticos, en donde el espacio libre debe ser considerado como una corriente eléctrica desplazada, y señaló que los campos eléctricos y magnéticos, al variar en el tiempo, generan ondas de energía que se propagan en el entorno espacial con la velocidad de la luz, lo que llevó a admitir que la luz es un fenómeno electromagnético. De su nombre deriva la denominación de "corriente farádica", que se refiere a un tipo de corriente alterna e intermitente, producida en un carrete de inducción y utilizada con fines terapéuticos.

James Maxwell, (físico inglés, 1831-1879), publicó en 1873 un conocido trabajo científico, donde aplicó los estudios de otros colegas y formalizó su modelo con ecuaciones matemáticas. Siguiendo los conocimientos adquiridos por Faraday, estableció su teoría sobre los campos eléctricos y magnéticos, en donde el espacio libre debe ser considerado como una corriente eléctrica desplazada, y señaló que los campos eléctricos y magnéticos, al variar en el tiempo, generan ondas de energía que se propagan en el entorno espacial con la velocidad de la luz. Esto lo llevó a admitir que la luz es un fenómeno electromagnético. Los trabajos de Maxwell fueron fuente de inspiración de otros sabios en los años siguientes, W. Roentgen, María Curie, Ernesto Rutherford, Max Planck y Albert Einstein, entre otros.

Andrés Ampere postuló que un magneto se originaba por una corriente eléctrica circular (helicoidal) entre sus moléculas. En la actualidad, se acepta científicamente que toda corriente que fluye de manera circular determina un campo magnético, por dentro de las líneas de flujo de la misma corriente. El movimiento orbital del electrón alrededor del núcleo equivale a una corriente que fluye helicoidalmente y determina un campo magnético que se llama "campo magnético electrónico orbital". El electrón rota también sobre su eje y forma un campo magnético adicional que se llama "del spin electrónico", lo que nos da como resultado que en el átomo, el momento magnético debido al electrón, equivale a la suma de los momentos magnéticos orbital y del "spin". Si son varios los electrones del átomo, la resultante puede ser igual o distinta de cero, según la distribución y el sentido de su circulación. En mecánica cuántica, se admite que el campo magnético del spin queda anulado cuando el número de electrones es par, a este fenómeno se lo conoce como el "principio de exclusión de Pauli" (Wolfgang Pauli, físico suizo, 1900-1958). Cuando el número de electrones es impar, el momento del campo magnético del spin es distinto de cero.

En estudios más recientes, Karl von Frisch, entomólogo austríaco (Premio Nobel 1973) que estudió y describió la danza de las abejas mediante la cual se transmiten información, sugirió que las abejas poseen un sistema de brújula. George Green, (físico inglés, 1793-1841), que estudió el análisis matemático, en relación a la electricidad y el magnetismo, demostró que las palomas utilizan el polo norte terrestre como referencia.

Hacia fines de la década del 70 se comienza a observar en pruebas de laboratorio, que algunas bacterias tienen sentido magnético. En el citoplasma de la bacteria Aquaspirillum magnetostáticum, fue localizada una pequeña partícula cúbica u octogonal, a la que se ha denominado "magnetosoma", compuesto de magnetita. Dicha bacteria es capaz de sintetizar el magnetosoma, tomando el hierro (Fe) de su entorno si la concentración es de 1-2 mg/l, si la concentración es menor de 0,5 mg/l, la síntesis no es posible. Se ha detectado la presencia de magnetosomas en las cabezas disecadas de palomas, con medidas que oscilan entre 1 y 2 mm. Y conexión con las terminales nerviosas. Se han realizado hallazgos similares en la cabeza del ratón casero, en el delfín y en otras especies animales.

En algunos sistemas moleculares altamente organizados de la materia viva, como las membranas biológicas, intervienen la cooperatividad y la anisotropía de la susceptibilidad diamagnética, con un significado físico y biológico importante, que se manifiesta por la orientación en paralelo de dichas moléculas. En los estudios realizados por Resonancia Magnética Nuclear son importantes los compuestos paramagnéticos, debidos al "spin" nuclear. En la actualidad se están practicando estudios que pueden detectar los cristales de magnetita, muy semejantes a los magnetosomas en tejido de cerebro humano.

El estrés del peso corporal es debido al campo gravitatorio terrestre. La calcificación se produce a lo largo de las líneas de fuerza. La presión gravitacional se convierte en potenciales eléctricos; si el individuo se aleja del campo gravitatorio se reabsorbe el calcio y los huesos se debilitan.

La Biomagnética y la
Terapia con Imanes hoy

Esta Terapia ha demostrado que por la aplicación de imanes de una determinada fuerza, tamaño y polaridad, en la zona adecuada, se alcanza la armonía y la organización molecular, factores que sólo están presentes en el estado de salud.

Los virus, las bacterias, los hongos y los parásitos son los agentes activos de muchas enfermedades y pueden ser movilizados por el campo magnético hasta que abandonan el cuerpo del enfermo, siendo expulsados por sus vías naturales. A su vez, los cambios bioquímicos que tienen lugar por la acción del campo magnético formado por imanes de carga permanente, dan como resultado un equilibrio en los niveles de oxígeno, sin dejar moléculas libres que produzcan envejecimiento en los tejidos. El biomagnetismo es un procedimiento de orden físico, natural y externo, es imposible que produzca efecto iatrogénico y no presenta efectos colaterales indeseables.

En pocas sesiones, la mayoría de los pacientes tienen notables mejorías, lo cual es poco común en los tratamientos de la medicina natural. La Terapia con Imanes es compatible con otros tratamientos, a los cuales sumará beneficios.

La pregunta que surge cuando se toma conocimiento de la existencia de esta modalidad terapéutica con imanes es inevitable: cómo es posible que esta técnica sea desconocida y tan poco promocionada en gran parte del mundo. Sin embargo, estamos asistiendo a una época en la cual se comienza a entender la importancia de los fenómenos ondulatorios y energéticos para la salud. Confiemos en que los avances de la ciencia se irán encaminando en dirección hacia el entendimiento de las leyes de la Física para reformular ciertos postulados sobre el sustrato del funcionamiento de los tejidos biológicos.

El magnetismo es una propiedad general de la materia, ésta es sensible a la acción de los campos magnéticos. Toda sustancia ubicada dentro de un campo magnético es afectada por la inducción magnética, exhibiendo variado comportamiento de acuerdo a la categoría de sustancia que se trate: ferromagnética, diamagnética o paramagnética.

CAPÍTULO 2

Campo magnético y salud

El magnetismo: el alimento omnipresente

Se afirma que el planeta Tierra actúa como un magneto, que tiene su polo negativo en la zona del Mar Ártico y su polo positivo en el continente Antártico. Esta afirmación proviene de los estudios hechos por los geólogos, que han concluido, luego de muchas investigaciones, que la Tierra se compone de cuatro grandes capas que se suceden por debajo de su corteza, conocidas con los nombres de manto superior, manto inferior, núcleo externo y núcleo interno. A los efectos del estudio de los campos magnéticos en relación a su capacidad de polarización de las células vivas, nos interesa destacar que la composición del manto inferior de la Tierra es de silicato de hierro y magnesio, mientras que el núcleo externo contiene un 88% de hierro y un 12% de níquel en estado líquido, rodeando al núcleo interno compuesto por hierro y níquel en estado sólido.

El núcleo líquido exterior está en constante movimiento, en relación al núcleo interior, que permanece en estado sólido. Este fenómeno provoca una corriente eléctrica, que a su vez genera un campo magnético. Los geólogos han podido llegar a estas conclusiones respecto a la composición del centro de la Tierra, estudiando la estructura de los meteoritos y por medio de cuidadosos registros de los movimientos sísmicos.

Se denomina *magnetosfera* a la zona del espacio hasta donde alcanza la influencia del campo magnético terrestre. Se calcula que se trata de millones de kilómetros. El campo magnético terrestre cumple funciones de estimulación de las células vivas y es considerado actualmente uno de los fundamentos más importantes de la existencia de vida sobre el planeta.

Los polos magnéticos terrestres

Los polos magnéticos de la Tierra se encuentran a pocos grados de diferencia de los polos geográficos de la misma. Se utiliza la brújula como instrumento para la navegación entre otros fines; ésta indica el polo magnético: un extremo de su aguja indicadora está pintado de rojo y se dice que dicho extremo señala el norte. Por tal motivo, por una convención mundial, en muchos países, se colorea el polo norte (negativo) de los imanes con rojo. Este color se encuentra entre los cálidos del espectro y confunde conduciendo a creer que el polo negativo sería cálido. Sin embargo, la mayoría de los estudiosos de las polaridades magnéticas han destacado que el polo negativo (norte) de los imanes es el polo frío.

Consecuencias de la civilización moderna

El valor de inducción magnética de la Tierra ha ido disminuyendo en los últimos siglos y continúa haciéndolo poniendo en peligro la salud y el bienestar de sus habitantes. Se teoriza que el motivo para este descenso de dicha inducción es la profusa construcción de estructuras de hierro y cemento que caracterizan a la civilización actual. El siglo XXI nos encuentra investigando los alcances del magnetismo aplicado al campo de la salud y los campos magnéticos para mejorar la calidad de vida de los habitantes de este planeta. Los magnetos terapéuticos son de intensidad superior al campo geomagnético y aunque su aplicación se realiza sobre un área reducida del cuerpo, el efecto se transmite por inducción secundaria hasta zonas distantes del mismo.

La ley de Gravedad o Ley de Newton postula que toda partícula del universo atrae a toda otra partícula con una fuerza directamente proporcional al cuadrado de sus distancias. A menor masa, menor atracción; a igual masa, igual atracción.

Campo magnético de los imanes: nociones básicas

El campo magnético de un imán es el espacio que lo rodea y sobre el cual ejerce su fuerza magnética. Este espacio es atravesado por las líneas de fuerza magnética y su mayor intensidad se encuentra en las cercanías de los polos del mismo.

De acuerdo a las Leyes del Magnetismo, afirmamos que todos los imanes tienen dos polos, uno negativo y otro positivo. Los autores más modernos afirman que se puede hablar de la existencia de tres polos. Se ha comprobado la existencia de una zona neutra que se evidencia en un sector del imán donde se reúnen el polo negativo y el polo positivo. Se trata de un punto de valor cero, que en términos de la Física se conoce como *pared de Bloch*.

Los campos magnéticos son descriptos en términos de su efecto sobre las cargas eléctricas. Una carga eléctrica en movimiento, tal como un electrón, se acelera en presencia de un campo magnético, causando un cambio en su velocidad y su trayectoria.

Una partícula cargada eléctricamente que se mueve en un Campo Magnético, experimentará una fuerza denominada *Fuerza de Lorentz*, moviéndola en dirección perpendicular al mismo y en la dirección del movimiento.

Como resultado de esta fuerza, la partícula cargada acelera en dirección de la fuerza (2da. Ley de Newton).

Las líneas de campo magnético, conocidas como *líneas de fuerza* definen la dirección y la fuerza del campo magnético en cualquier parte del espacio. Los campos magnéticos tienen una dirección propia y una fuerza que los distingue, a la cual se denomina *magnitud.*

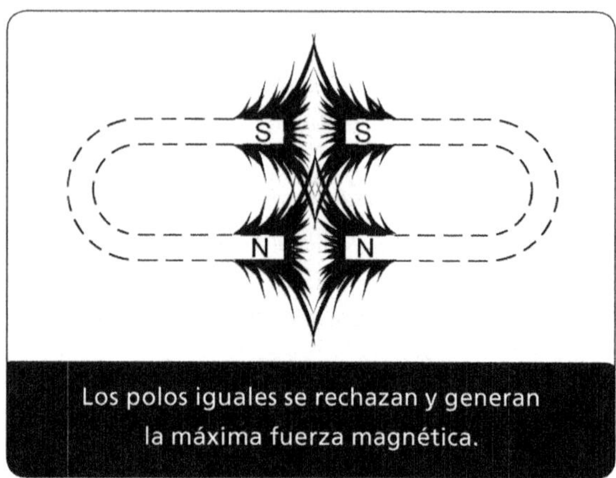

Los polos iguales se rechazan y generan
la máxima fuerza magnética.

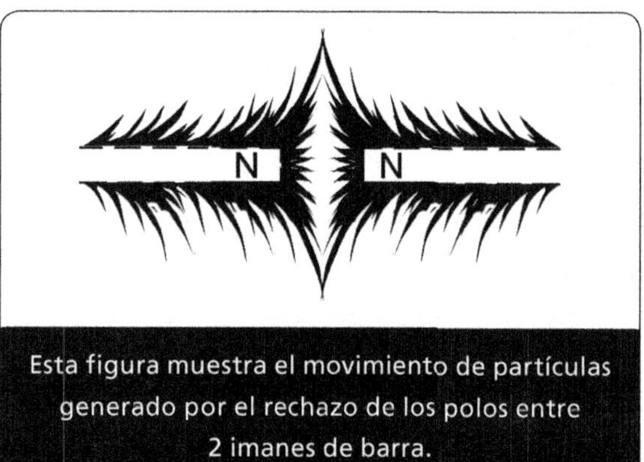

Esta figura muestra el movimiento de partículas
generado por el rechazo de los polos entre
2 imanes de barra.

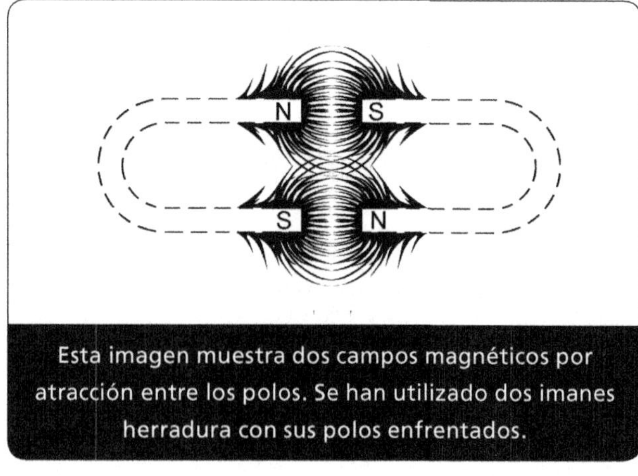

Esta imagen muestra dos campos magnéticos por
atracción entre los polos. Se han utilizado dos imanes
herradura con sus polos enfrentados.

La inducción magnética

Técnicamente, Gauss y Tesla son unidades de inducción magnética, también conocidas como "Densidad de Flujo Magnético". Cuantitativamente, la fuerza en una partícula cargada que se mueve a una velocidad es dada por la ecuación de vector ($F=qv \times B$), siendo B la inducción magnética.

Otro valor de interés es la "fuerza coercitiva" o fuerza de coerción de un magneto. También se mide en Gauss. La fuerza de coerción es la fuerza de campo magnético que se necesita para desmagnetizar un material. Los magnetos de Neodimio tienen una fuerza coercitiva aproximada de 12 mil Gauss. La fuerza coercitiva no es una medida de la fuerza del magneto, aunque suele coincidir que los magnetos altamente coercitivos son habitualmente muy potentes.

La medida del producto de máxima energía se utiliza para determinar la calidad de los materiales magnéticos y se mide en Mega-Gauss u Oersted (MGOe). Esta medida determina qué tipo de materiales son los adecuados para fabricar los mejores imanes. Los campos magnéticos se aplican en la industria y se utilizan magnetos permanentes similares a los que aplicamos en la salud. Los científicos utilizan campos magnéticos en los circuitos eléctricos, en el campo de la electrónica, en las comunicaciones, en los motores y en la óptica, entre otros.

La relación entre la electricidad y el magnetismo

La electricidad y el magnetismo son fenómenos paralelos. La carga eléctrica es una propiedad fundamental de la materia. La materia está compuesta de electrones, neutrones y protones. Los electrones tienen carga eléctrica negativa, los protones positiva y los neutrones no tienen carga. Estas diminutas partículas componen los átomos. Un átomo tiene carga eléctrica positiva cuando pierde uno de sus electrones y carga negativa cuando agrega un electrón extra. Las cargas magnéticas no existen por sí mismas, los campos magnéticos son generados sólo por el movimiento de las cargas eléctricas. Un ejemplo de la relación entre electricidad y magnetismo es el motor. En un motor, se aplica un cierto voltaje a través de las terminales de un alambre de cobre. El voltaje moviliza a los electrones del cable, lo cual a su vez genera una corriente. Esta corriente resulta en un campo magnético que se comunica con magnetos permanentes adosados al centro del motor y éste genera el movimiento. Otro ejemplo de la relación entre magnetismo y electricidad es la "Fuerza de Lorentz".

Las líneas de campo magnético

Se trata de las curvas de continuidad dentro del campo magnético que muestran la dirección de la fuerza de atracción y el valor de la intensidad, en cada punto del campo que rodea al imán. La dirección de la corriente se dirige desde el polo negativo al polo positivo.

Se utiliza el nombre Gauss como unidad de medida de la densidad del campo magnético, en honor a Karl Gauss (físico alemán,1777-1855). Sus conocimientos fueron empleados durante la Segunda Guerra Mundial por el ejército aliado, con la finalidad de desactivar las bombas en los campos minados. También se utilizan otras unidades de medida, tales como el Oersted, que honra al investigador danés, H. C. Oersted (1777-1851), que comprobó la formación del campo magnético alrededor de un conductor de electricidad, utilizando limaduras de hierro sobre una madera, en el año 1820. También se emplea el Tesla como unidad de inducción magnética.

El flujo magnético

Se relaciona con el número total de líneas de campo de un imán. La unidad de flujo magnético se calcula en voltios por segundo. La Inducción magnética indica la "densidad del flujo magnético" de un imán que atraviesa perpendicularmente una superficie de un metro. La unidad de flujo magnético es el Tesla. Pero a los efectos de un conocimiento general en el área de la Magnetoterapia y la Biomagnética, se elige la unidad de medida más popularmente conocida, o sea, la medida en Gauss. La inducción en Gauss equivale al número

de líneas de campo que atraviesan perpendicularmente una superficie de un centímetro cuadrado. Si se tomara como unidad de medida una superficie cuadrada de 1 cm de lado y pasara una línea de
fuerza magnética, existiría una inducción de 1 Gauss. Cuando 100
líneas atraviesan dicha superficie, tenemos una inducción magnética de 100 Gauss. Si se tratara de 4000 líneas en esa misma área, la
inducción sería de 4000 Gauss. Siguiendo con las unidades de medida, diremos que 1 Tesla equivale a diez mil Gauss.

Materia y Magnetismo

Los elementos que componen la materia pueden clasificarse en
ferromagnéticos, paramagnéticos y diamagnéticos. Entre los ferromagnéticos se encuentran el hierro, el acero, el níquel y el cobalto,
todos altamente magnetizables. Las sustancias paramagnéticas tienen menor capacidad de atracción magnética, tal es el caso del aluminio, el cobre, el paladio, el tungsteno y el cromo. Las sustancias
diamagnéticas tienen polaridad eléctrica negativa y se distinguen
por su característica de no ser atraídas por el campo magnético. Se
trata del oro, la plata, el mercurio, el estaño y el zinc, entre otras.

Los imanes permanentes

El antecedente directo, de origen natural, de los imanes permanentes que conocemos actualmente, se encontró en ciertos yaci-
mientos de piedra. Se caracterizaba por su composición con un alto
contenido de hierro ($Fe\,O_3$). Se la denominó magnetita y se la consi-
deró un imán natural, debido a sus propiedades de atracción.

Actualmente, ya no quedan piedras de tal naturaleza pero se han
producido imanes compuestos por aleaciones metálicas, que contienen alto porcentaje de hierro. Se les imprime una potencia determinada y se transforman en imanes permanentes pues conservan la
fuerza magnética por muchos años.

También se producen electroimanes, que se diferencian básicamente de los anteriores por carecer de campo magnético propio, es decir
que sólo se activan cuando la electricidad circula a través de ellos.

Los imanes utilizados en las terapias físicas

La Tecnología más moderna ha llegado a producir imanes permanentes, especialmente diseñados para tratamientos en la salud. Están
compuestos por aleaciones donde se combinan el hierro y el carbono,
junto con el aluminio, el níquel, el cobre, el samario y el neodimio.

Los magnetos para uso industrial pueden presentar alteraciones
en cuanto a la inversión de partículas, y cierta impureza en los materiales que los componen. En algunos casos, puede suceder que se
mezclen o se neutralicen los polos en una misma cara, lo cual pone
en peligro la eficacia de un tratamiento.

La duración o vida útil del biomagneto es mayor, lo cual justifica
que en algunos casos sea mayor también su costo inicial.

En cuanto al movimiento de la energía de los biomagnetos, sus
partículas no tienen movimiento rectilíneo sino vorticial. Esto significa que la energía magnética negativa tiene sentido levógiro (anti-
horario) y la energía magnética positiva tiene sentido dextrógiro
(sentido horario). El sentido anti-horario se utiliza para la descarga y
el opuesto para la carga. Estos conceptos básicos son llevados luego a las diferentes técnicas de aplicación de los polos del biomagneto en los tratamientos.

Los biomagnetos pueden ser de material rígido o de material
flexible; los primeros deben ser manipulados con mayor precaución
pues se quiebran fácilmente. La temperatura incide sobre los magnetos en general pues produce desorden molecular. Los biomagnetos flexibles deben mantenerse a temperaturas por debajo de 100
grados, los rígidos pueden soportar temperaturas de hasta 350 grados centígrados.

*Uno de los fundamentos que avala la Terapia con Imanes es la
propiedad que tienen los campos magnéticos de conducir al orden
molecular .*

Campos electromagnéticos en la salud

La energía eléctrica y la energía magnética conviven en el interior
de los organismos vivos. En los seres humanos, controlan el latido

del corazón, estimulan los músculos e impulsan los mensajes químicos que provienen de los centros nerviosos.

Desde comienzos del siglo XX, se han presentado trabajos científicos avalando los efectos fisiológicos del campo electromagnético. A partir de 1957, la Teoría de Fukada y Yusuda dio un paso adelante y la electro-magnetoterapia de alta frecuencia obtuvo un lugar de privilegio en el campo de la salud. En las investigaciones más recientes, se ha establecido que la frecuencia de resonancia de las proteínas se encuentra entre 50 y 250 MHZ y que la acción de la magnetoterapia se justifica como una re-polarización celular. La acción de los campos oscilantes contribuye a la consolidación de la estructura proteínica y estimula la cinética enzimática que acelera el proceso regenerativo celular.

La salud se relaciona con la armonía y el equilibrio vibratorio; en el estado de enfermedad se ha verificado la presencia de un cambio en la carga electromagnética de las células. La Electro magnetoterapia genera un campo magnético que contribuye a recuperar la potencia perdida, con el valor agregado de activar la producción de oxígeno en los tejidos.

La Electro magnetoterapia se trata básicamente de la aplicación de ondas electromagnéticas en distintas frecuencias, variables de acuerdo a la región del cuerpo que se trata. Su objetivo es el de controlar y equilibrar afecciones en distintos tejidos, tales como la piel, el tejido óseo y muscular, la sangre y las partes blandas en general. La aplicación de dichas ondas tiene como finalidad, aliviar y sanar numerosas patologías. Entre los profesionales de la medicina, es conocido el efecto analgésico y anti-inflamatorio de este tipo de tratamiento. No obstante ello, se han extendido sus beneficios aplicando la terapia por campos magnéticos pulsantes a los pacientes que padecen depresiones, agotamiento y estados de estrés generalizado.

El flujo electromagnético actúa en forma de acelerador del crecimiento celular, tiene capacidad de rejuvenecer los tejidos y renovar la capacidad auto-curativa del organismo. Las ondas electromagnéticas atraviesan la piel y los tejidos en general, conduciendo a la polarización celular.

En Argentina, los equipos generadores de campos magnéticos han sido autorizados por la Secretaría de Política y Regularización de Salud del Ministerio de Salud y Acción Social de la Nación, por intermedio de la Dirección de Registro y Fiscalización de Recursos de Salud.

Numerosas Instituciones hospitalarias hoy cuentan con tales equipos, como el Hospital Pedro Elizalde, el Hospital Tornú, el Hospital Penna, el Hospital Dr. Ricardo Gutiérrez, el Hospital Garrahan, el Hospital Francés, el Hospital Británico, el Policlínico Bancario y la Fundación Favaloro, entre otros. Por su parte, las instituciones deportivas de mayor prestigio, también cuentan con sus equipos de campos magnéticos.

Energía magnética celular

Cada célula tiene su propia energía magnética y su propio potencial eléctrico, el que es posible medir a nivel de su membrana. La resonancia particular de cada célula es variable; cuando se aplican campos magnéticos, las células captan las frecuencias que les corresponden, con el objeto de recargarse (se comportan como las "pilas recargables").

Se estima que una célula sana dispone de una carga de 70 milivoltios y una célula muerta ha descendido por debajo de los 25 mV. En el rango intermedio, es posible decir que cuando la carga en voltios se encuentra en 50, la célula está en pleno proceso de enfermedad. Cuando recibe tratamiento magnético, irá aumentando su carga paulatinamente hasta alcanzar su voltaje óptimo.

La Terapia Electromagnética se apoya en la noción de la existencia de ciertos desequilibrios en las frecuencias de onda electromagnéticas que pueden conducir al estado de enfermedad. Esta terapia propone aplicar campos electromagnéticos a los tejidos vivos, para corregir dichos desequilibrios. El sistema circulatorio es el que recibe los beneficios inmediatos, los que luego se trasladan a otros tejidos en forma de mayor oxigenación, aumento del flujo sanguíneo y relajación muscular.

Las patologías tratadas con mayor éxito son las afecciones de la piel en sus múltiples variables, tales como alergias, eccemas, herpes, psoriasis, úlceras, acné y todas las de origen psicógeno particularmente. En el campo de la traumatología, son numerosos los casos de osteoporosis, artrosis, tendinitis, mialgias, ciática y fracturas tratados con máxima eficacia.

La Terapia Electromagnética tiene diferentes denominaciones

Se utilizan distintos nombres para designar a la terapia por campos magnéticos: bioelectricidad, magneto-biología, terapia de campo magnético y otros.

En la Medicina convencional, se aplica esta terapia con mayor frecuencia en: resucitación luego de un ataque cardíaco y aceleración del crecimiento del tejido óseo.

TENS: Estimulador eléctrico Transcutáneo del Sistema nervioso en Terapia del Dolor.

Electro-magnetoterapia de Alta Frecuencia

La Electro-magnetoterapia de Alta Frecuencia nace a partir de la constatación del hecho de que las células enfermas alcanzan dicha condición por alteración del potencial de membrana debido a la alteración del flujo iónico.

La aplicación de campos magnéticos restablece el potencial electroquímico natural de la célula. Esto explica su propiedad de regenerar los tejidos como el óseo y el epitelial. Su acción tiene efectos sedantes y equilibra el oxígeno en la sangre.

Los campos magnéticos actúan sobre el sistema nervioso vegetativo y el sistema vascular, siendo esta acción de particular importancia en la reducción de la viscosidad de la sangre.

Es necesario distinguir la diferencia entre el tratamiento por campos electromagnéticos y el tratamiento por electroestimulación. Este último tiene efectos analgésicos pero no puede producir cambios en el estado iónico de los fluidos orgánicos.

El tratamiento por campos electromagnéticos puede ser prolongado dado que su acción es lenta y gradual ya que se trata de un sistema de reorganización molecular. Entre sus muchas bondades, podemos destacar que no tiene efectos colaterales ni secundarios.

Se considera a la Electromagnetoterapia pulsada en Alta Frecuencia como un avance respecto a la Electromagnetoterapia de Baja Frecuencia, con efectos potenciados y usos de mayor amplitud.

Quiénes deben tener precauciones en la aplicación de campos electromagnéticos

- Pacientes con marcapasos
- Mujeres embarazadas
- Mujeres que portan un Dispositivo Intrauterino de cobre
- Pacientes diabéticos, portadores de bomba de insulina

Características de los aparatos

Cuentan con electrodos emisores de diferente condición; entre ellos podemos mencionar a: los electrodos planos, los túneles envolventes, los electrodos en forma de espiral, en forma de cinta de un metro de longitud (medicina deportiva), los solenoides y las camillas.

Diferencia entre Terapia con Imanes y Electromagnetoterapia

La Terapia con Imanes resulta efectiva por la acción que produce un material magnético sobre el hierro contenido en sangre.

La Electromagnetoterapia se distingue por sus efectos sobre la estructura de los cristales de agua y el voltaje de las células.

Fundamento teórico de la terapia por campos pulsantes

Toda corriente que fluye de manera circular determina un campo magnético por dentro de las líneas de flujo de la misma corriente. El movimiento orbital del electrón alrededor del núcleo equivale a una corriente que fluye helicoidalmente y determina un campo magnético que se llama "campo magnético electrónico orbital". El electrón rota también sobre su eje y forma un campo magnético adicional que se llama "del spin electrónico". En el nivel atómico, el momento magnético debido al electrón es la suma de los momentos magnéticos orbital y del spin. En el caso de varios de los electrones que rodean al núcleo, la resultante puede ser igual o distinta de cero, según la distribución y el sentido de circulación.

En Mecánica Cuántica se admite que el "momento magnético" del spin queda anulado cuando el número de electrones es par; a este fenómeno se lo conoce como el "principio de exclusión de Pauli" (Wolfgang Pauli, físico suizo, 1900-1958): cuando el número de electrones es impar el momento del campo magnético del spin es distinto de cero.

Se ha demostrado que el efecto de los campos magnéticos pulsantes produce un aumento en la salida de sodio en los eritrocitos humanos, lo que conduce a una mayor actividad de la Na-K-ATPasa (bomba de sodio-potasio).

Algunos resultados clínicos en Ortopedia y Traumatología destacan las ventajas de los campos magnéticos de baja intensidad, tales como la aceleración de la formación del callo óseo, la mejor utilización del oxígeno, el equilibrio de membrana, la ausencia de calentamiento (importante en casos de implantes metálicos), la mejoría manifiesta de la lesión de partes blandas, la ausencia de efectos secundarios, la posibilidad de regulación muy precisa entre el tiempo de aplicación, la frecuencia y la intensidad de campo.

Recientemente, se han completado investigaciones con grupos de control sobre los efectos terapéuticos de los campos magnéticos pulsantes en diferentes patologías reumáticas. Se utilizó en camilla con solenoide, con ondas sinusoidales a 50 Hertz, en sesiones de 30 minutos. Se observó que el "barrido" producido por la camilla electromagnética contribuye a disminuir el número total de sesiones potenciando los resultados.

Se han obtenido resultados favorables en las depresiones estacionales y también en los casos de pacientes depresivos en los que concurrían otras patologías, tales como las artrosis cervicales y las hernias discales.

La diferencia en la densidad de los magnetos

Los imanes de baja densidad ejercen una influencia suave y continuada, colocados directamente sobre la región dolorida. Son conocidos sus efectos en el dolor local como hematomas, esguinces y contracturas, pero su campo de acción es mucho más vasto, se extiende a todos los tejidos vivos.

En el caso de los imanes de alta densidad, las precauciones son mucho mayores, en cuanto al uso terapéutico y en lo que concierne a sus efectos sobre los campos electromagnéticos, tales como las bandas magnéticas de las tarjetas, las baterías de los celulares y las pilas de los relojes, conviene conservarlos a un metro de distancia de los aparatos electrónicos. Estos imanes pueden utilizarse con el objeto de ordenar las corrientes electromagnéticas del ambiente, alcanzando resultados contundentes, como mejorar la calidad de sueño en pacientes insomnes y lograr un estado de bienestar y relajación.

La acción de los campos magnéticos producidos por imanes permanentes sobre el agua o los alimentos, asegura la ionización de las partículas que los componen. Dicha acción cuantifica la potencia de los minerales necesarios para una buena calidad de vida y polariza las células en su carácter de "pilas recargables".

Campo magnético negativo y campo magnético positivo

El campo magnético negativo produce una asepsia general que impide el acceso de diversos agentes patógenos, tales como virus, bacterias y hongos. El aumento de la oxigenación y el equilibrio del pH es obtenido por aplicación de los campos magnéticos producidos por imanes tanto de baja como de alta densidad.

La correcta indicación, en las potencias de los magnetos, así como de los tiempos de exposición adecuados, es lo que asegura el éxito de un tratamiento donde se apliquen los campos magnéticos.

El campo magnético positivo se utiliza en ocasiones especiales, con expresa indicación y máxima precaución.

La masa y los grados de inducción de los magnetos

La masa o cantidad total de moléculas de los magnetos y biomagnetos es importante para establecer diferencias en el tratamiento. Los magnetos con igual carga magnética pero con diferente masa producen distintos efectos.

Los grados de inducción magnética también influyen en los tratamientos. Se consideran biomagnetos de baja inducción, aquellos que no superan los 100 Gauss, siendo la inducción magnética media aproximadamente unos 600 Gauss. Los magnetos hasta 5000 Gauss son de alta inducción, lo cual indica que se ha de tener gran precaución para utilizarlos en el campo de la salud.

La inducción magnética disminuye con la distancia, lo cual permite ciertos tratamientos en los cuales se colocan magnetos a varios centímetros del cuerpo y producen efectos terapéuticos, sin el consiguiente riesgo.

En términos de inducción magnética, la suma de varios magnetos no es una suma aritmética, de ella sólo se obtiene un refuerzo de la inducción.

Las polaridades de los imanes

Cuando se intenta identificar las polaridades de los imanes surgen distintas opiniones, lo que se presta a mucha confusión. Intentamos respetar los distintos puntos de vista y señalamos algunas de las diferencias, que surgen de nuestra práctica profesional en consultorio y de la investigación de la acción de los imanes en su función analgésica y miorrelajante.

Algunos autores opinan que la polaridad negativa (norte) de los magnetos es la que debe utilizarse siempre, al adherirlos al cuerpo. Otros estudiosos aducen que el polo positivo (sur) puede usarse con cierta precaución y que el uso de corrientes producidas por la aplicación de ambos polos, es una medida muy efectiva. Coincidimos con esta última opinión, pero sin embargo destacamos las bondades del campo negativo porque cubre un amplio espectro de tratamientos. El efecto del polo negativo evita la proliferación de microorganismos. Una de sus principales funciones es la de impulsar el oxígeno y los fluidos corporales hacia las zonas que lo requieren.

En las siguientes ilustraciones se muestran varias posibilidades de la relación entre los polos de los imanes. Las partículas se alinean en diversas formas siguiendo la dinfluencia de los polos magnéticos.

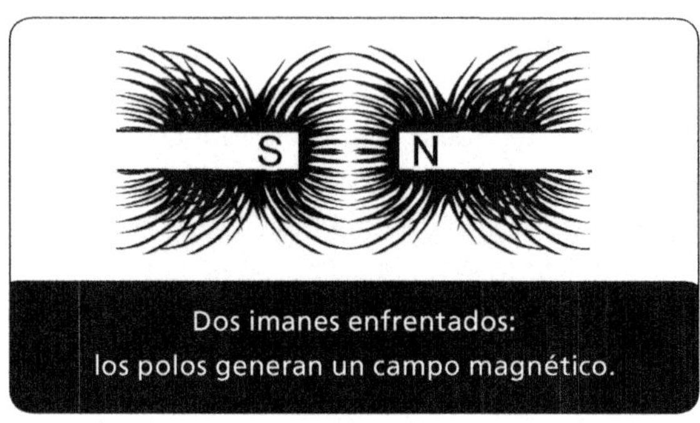

Dos imanes enfrentados:
los polos generan un campo magnético.

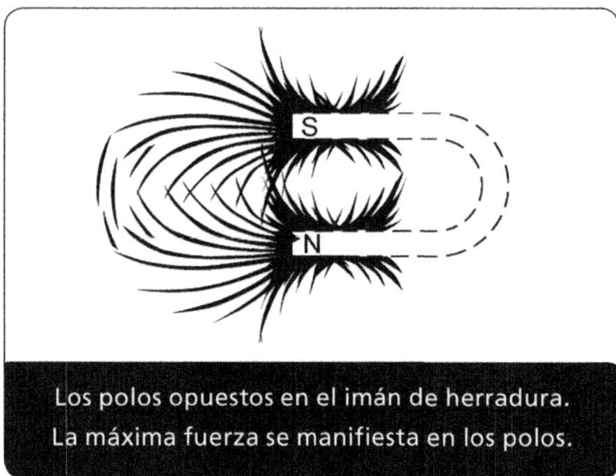

Los polos opuestos en el imán de herradura.
La máxima fuerza se manifiesta en los polos.

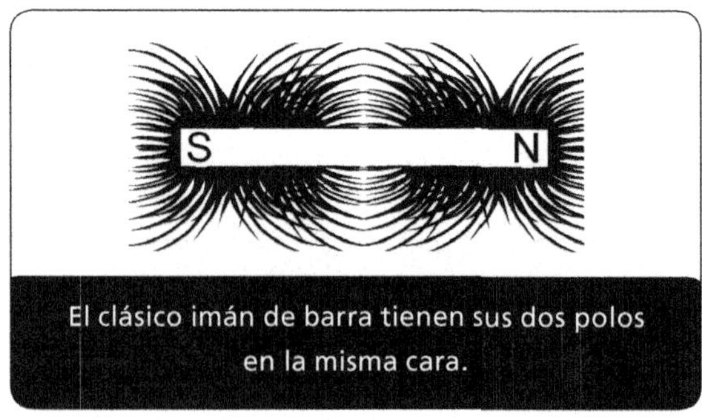

El clásico imán de barra tienen sus dos polos
en la misma cara.

Los biomagnetos se aplican sobre la piel

Algunos terapeutas en Biomagnética consideran que los magnetos son reutilizables una vez que han sido higienizados cuidadosamente. Su opinión está basada en el hecho de que no son contaminables. En mi opinión, es conveniente que cada paciente cuente con su propio botiquín de biomagnetos y que se vuelvan a utilizar en la misma persona. Otros autores se van al otro extremo y consideran que los biomagnetos deben ser descartados, una vez que han sido utilizados.

Cuando se trata de aplicarlos sobre heridas o quemaduras, se los puede envolver en gasa o colocar dentro de un dispositivo de tela lavable, para evitar el contacto directo del mineral que los compone con las zonas sensibles.

Los biomagnetos son adheridos a la piel por medio de cintas hipoalergénicas y el tiempo que deben permanecer adheridos será determinado por el profesional en Biomagnética, de acuerdo a las necesidades de cada caso.

Cómo se fabrican los magnetos permanentes

Los magnetos permanentes están compuestos por extractos de minerales dosificados, mezclados y cocidos. Esta cocción es luego reducida a finos polvos que son presurizados, compactados y colocados dentro de sus moldes. A continuación, son sometidos a un campo magnético generado por bobinas eléctricas y se impregnan del mismo. Sus moléculas se ordenan por efecto del magnetismo.

Frittage (por cocción)

Se aglomera el polvo, se calienta pero no se funde. Luego son enfriados con aire, cortados y moldeados. Se les provee de una capa protectora que puede ser de níquel, zinc, resina, u otras coberturas.

Moulage (molienda)

Luego de haber sido fundidos, moldeados y enfriados, mientras permanecen dentro de un campo magnético, los magnetos están en condiciones de producir mayor variedad de formatos.

Evolución de los métodos de fabricación de los magnetos permanentes

Numerosos materiales tienen propiedades ferromagnéticas, esto los hace elegibles para la composición de los magnetos y biomagnetos.

Los primeros imanes permanentes artificiales que llegaron a nuestro medio fueron fabricados en los años 30 y fueron los denominados imanes de álnico, debido a su composición, de aluminio, níquel y cobre, combinados con el óxido de hierro. Son los menos fuertes en inducción magnética.

El segundo tipo que se conoció fueron los imanes de ferrite. Se comercializan desde los años 50, son fabricados a partir de óxido de hierro. Pueden tomar la forma de una pieza de cerámica o pueden ser utilizados para componer un biomagneto de material flexible. Los imanes flexibles se fabrican utilizando una plancha de caucho, sobre la cual se aplica un polvo del material preparado para producir los imanes denominados cerámicos (su nombre se relaciona con la temperatura que hace falta para su fabricación). También se utilizan otros minerales tales como el bario y el estroncio ($Sr\ F_2\ O_3$).

Se denominan imanes de tierras raras a los que se producen a partir de ciertos elementos denominados lantánidos, que figuran en la tabla periódica de los elementos y que son de reciente descubrimiento. Con respecto a los magnetos producidos con dichos elementos, podemos mencionar que en los años 60, en los Estados Unidos de Norteamérica, se desarrollaron magnetos de aleación compuestos por samario y cobalto ($SmCo_5$), con fines militares. En la década del 70, se comienza a utilizar el samario junto con el cobre, el cobalto, el hierro y el zirconium. En la actualidad, se están aplicando en el área de la salud y en la industria en general, una denominada "tercera generación de magnetos", considerados los súper-magnetos o reyes de los magnetos. Se trata de los magnetos de Neodimio ($Nd_2\ Fe_{14}B$).

Resumen de las nociones básicas
en Magnetismo

La "fuerza magnética" no conoce excepciones en su influencia puesto que todas las sustancias se ven afectadas por ella, algunas son muy influenciables, otras sólo influenciables y el resto son poco influenciables. Se desconoce que haya sustancias indiferentes a ella pues se ha comprobado que los gases pueden magnetizarse y sus moléculas pueden ser ordenadas por el campo magnético.

El oxígeno es una sustancia paramagnética y se compone de dos electrones desapareados cuyos momentos magnéticos se alinean con el campo magnético externo. Cuando esto ocurre, las moléculas de oxígeno se comportan como imanes minúsculos y quedan atrapados entre los polos del imán. Este comportamiento molecular explica, en parte, el secreto del agua ordenada magnéticamente, su particular sabor y liviandad.

Los polos de los imanes tienen particularidades opuestas que los distinguen.

Polo negativo

Sentido de giro levógiro (anti-horario), descarga y sedación, frío y anti-inflamatorio. Este polo es vasoconstrictor.

Polo positivo

Sentido de giro dextrógiro (horario), carga y estimulación, cálido y cicatrizante. Su función es vaso-dilatadora.

La masa de los imanes influye en su capacidad de penetración de los tejidos, es decir, que un magneto de ferrite, de 4000 Gauss, cuya masa supere los 100 cm^2, puede atravesar el cuerpo de una persona. Los magnetos de igual potencia pero de menor masa, sólo alcanzan a penetrar algunos centímetros.

La distancia disminuye la influencia de la inducción magnética, es decir que un magneto de 1000 Gauss apoyado sobre el cuerpo tiene una inducción mayor que si el mismo magneto se coloca a 1 cm de distancia del mismo. La relación estimada sería que la induc-

Graciela Pérez Martínez

ción a una distancia de 1 cm es la quinta parte, a 2 cm sería la décima parte y así sucesivamente. Los magnetos inferiores a 50 Gauss no producen efectos transformadores en el cuerpo. Sin embargo, los magnetos de más baja inducción son más intensos que el campo magnético de la Tierra, aunque su influencia particular se reduce tan sólo al área donde está colocado. El efecto terapéutico se va transmitiendo por inducciones secundarias sucesivas y extendiendo aún a zonas distantes.

La aplicación de dos o más magnetos superpuestos no es recomendable puesto que tan sólo se obtiene un aumento mínimo de la inducción, dado que no es posible realizar una suma aritmética en las unidades de inducción magnética.

La inducción magnética indica la densidad del flujo magnético de un imán que atraviesa perpendicularmente una superficie.

La *unidad de inducción magnética* es el Tesla, pero la más utilizada es el Gauss, en homenaje al científico alemán que detectó campos magnéticos en los campos minados durante la segunda guerra mundial. Tomando como unidad de medida una superficie cuadrada de 1 cm de lado, al pasar una línea de campo, la inducción sería de 1 Gauss, es decir que si 100 líneas de campo magnético atraviesan un centímetro cuadrado, la inducción magnética será de 100 Gauss.

La vida útil de los magnetos es muy larga y se pueden re-utilizar muchas veces pues no se descargan con la continuidad de las aplicaciones ni son afectados por la contaminación energética. Sugerimos el uso personalizado de los magnetos que se destinen al uso sobre la piel. La higiene con agua y jabón neutro se recomienda y en algunos casos, con fines de máxima asepsia, sumergirlos en agua con una dilución de alcohol medicinal.

El magneto modifica la actividad celular de la zona donde se encuentre ubicado pues el campo magnético que genera influye sobre el potencial eléctrico de las células. Consideramos que se trata de una gimnasia pasiva a nivel celular, pues activa, estimula y promueve movimientos que afectan a los tejidos en general.

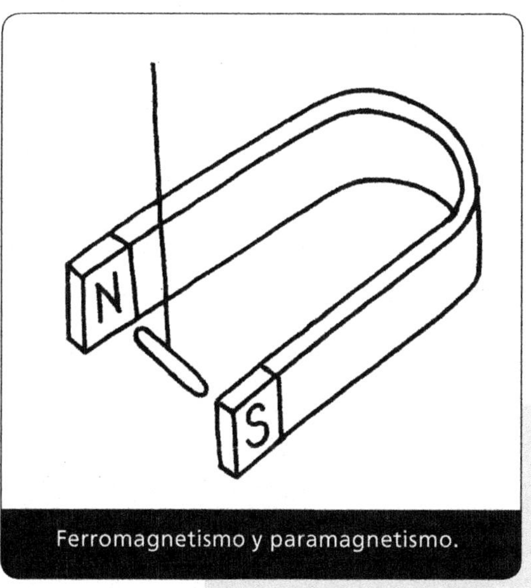

Ferromagnetismo y paramagnetismo.

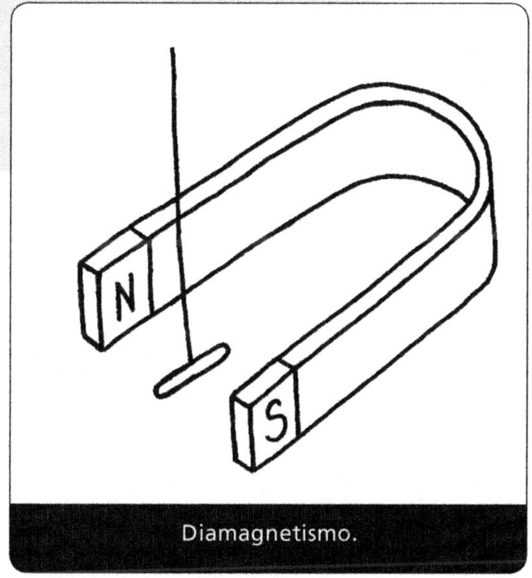

Diamagnetismo.

La inducción magnética

Siguiendo los lineamientos del Dr. Livio Vinardi (Físico argentino y reconocido estudioso de los Campos Magnéticos, a nivel internacional) detallamos los grados de inducción de los magnetos terapéuticos:

Baja:	0 a 100
Media:	100 a 600
Alta:	600 a 1.500
Muy alta:	1500 a 3.000
Ultra alta:	más de 3.000

Efectos de la Terapia con Imanes

CAPÍTULO 3

Magnetoterapia es el nombre que abarca varias modalidades de terapia magnética

Todo material ferromagnético está compuesto por pequeños imanes moleculares, que pueden tomar distintas direcciones. Ante la presencia del imán, las moléculas del material ferromagnético se orientan en una dirección determinada. La dirección que tomen las moléculas corresponden a un orden natural. Aplicando las leyes del magnetismo, es posible orientar las moléculas que componen los tejidos celulares y producir el orden que necesitan para conservar el estado de salud.

Magnetoterapia es el término generalmente utilizado para denominar a la terapia por aplicación de los campos magnéticos. Este saludable método de tratamiento se aplica en distintas modalidades terapéuticas, cuyas características desarrollamos a continuación:

Biomagnética es la rama de la Magnetoterapia que se dedica al estudio de los efectos de los Campos Magnéticos en los sistemas biológicos. Esta ciencia ya se encuentra inscripta en los conocimientos de las Ciencias Biológicas y se estudia en los laboratorios de Biofísica. Se destaca por utilizar magnetos de pequeño tamaño, entre 3 y 25 mm de diámetro, aproximadamente. La baja o alta densidad de los mismos constituye una de las diferencias importantes en el momento de su aplicación con fines terapéuticos.

Imanterapia es la rama de la Magnetoterapia que utiliza grandes magnetos, que se caracterizan por su tamaño y su gran potencia magnética. Es elegida como tratamiento domiciliario para muchas personas. El uso de dichos magnetos es indicado para aplicaciones en tiempo breve, particularmente en las extremidades (manos y pies) del cuerpo. Las palmas de las manos y las plantas de los pies tienen terminaciones de las redes de nervios y venas, que se dirigen a distintas partes del cuerpo, por tal razón, son las ubicaciones de preferencia para el tratamiento de Imanterapia. Su aplicación como terapia local para dolores agudos, inflamaciones, hematomas y otras dolencias se indica como método complementario al tratamiento del paciente que es atendido por un profesional en las técnicas de la Biomagnética. A su vez, se recomienda como método de mantenimiento cuando el paciente ha sido dado de alta. También se utiliza con éxito en los ambientes, las huertas, las plantas y otras aplicaciones generales.

La *Electromagnetoterapia* es un método de tratamiento elegido por algunos profesionales de la salud, particularmente en el área de la traumatología. Comienza a ser ampliamente conocida pues ha dado resultados excelentes. La acción de los campos electromagnéticos de impulsos de baja frecuencia tiene aplicación en las distintas ramas de la medicina moderna.

Se elige porque no involucra el uso de productos químicos y no presenta peligro de sobredosis si se adecúa el tratamiento a la necesidad de cada persona.

Los campos de baja frecuencia actúan con efecto piezoeléctrico sobre las proteínas, normalizando la distribución iónica dentro y fuera de la célula, recomponiendo la energía de los tejidos musculares, óseos y nerviosos. A su vez, mejora la circulación, aportando más oxígeno, regenera los tejidos y reduce la inflamación. Tienen la capacidad de eliminar grasas y tejido necrótico e incrementan las defensas naturales.

Generalmente, se utiliza hasta un máximo de 100 Gauss como intensidad de campo magnético que se modifica de acuerdo a la evolución del paciente. La duración de las aplicaciones varía según distintos parámetros, a saber: la frecuencia, la intensidad y la forma de onda. Se establece como término medio, un tiempo que oscila entre 30 y 60 minutos, una intensidad de 70 Gauss y aproximadamente 70 Hertz de frecuencia.

Las personas que tienen marcapasos y prótesis ortopédicas magnetizables no pueden someterse a terapias en camas electromagnéticas. Sin embargo, están en condiciones de recibir tratamiento de Imanterapia y de Biomagnética, teniendo adecuadas precauciones con respecto a las regiones donde se encuentran ubicados los dispositivos antes mencionados.

Las aplicaciones más frecuentes de la Electromagnetoterapia se realizan en los siguientes padecimientos: dolores de origen reumático, lumbalgias, ciatalgias, osteoporosis, fracturas, úlceras varicosas, celulitis, luxaciones, dolores musculares, menstruaciones dolorosas, y otras patologías.

La Imanpuntura o Taikipuntura

Se denomina "Imanpuntura" a la aplicación de micro-imanes de medidas aproximadas entre 3 y 5 mm de diámetro. El material que compone estos magnetos es elegido de acuerdo al paciente y al tipo de dolencia.

Su aplicación puede ser realizada sobre los puntos de acupuntura y de auriculoterapia señalados por la Medicina China, sobre los puntos disparadores de dolor o siguiendo otras teorías donde la necesidad de tratamiento se circunscriba a un área muy pequeña.

Clasificación y características de los polos de los magnetos

Polaridad	Polo Positivo	Polo Negativo	Zona Neutra
Temperatura	Calor	Frío	Neutro
Ciencias físicas	Protones	Electrones	Neutrones
Elemento	Fuego	Tierra y agua	Aire
Efectos inmediatos	Vitaliza	Calmante	
Efectividad	Regenerador	Anti-inflamatorio	
Carácter	Vasodilatador	Vasoconstrictor	
Laterales del cuerpo	Ubicación en lado izquierdo	Ubicación en lado derecho	
Regiones	Parte posterior	Parte delantera	
Equivale en el cuerpo	Inferior	Superior	
Funciones elementales	Elimina obstrucciones, acelera las funciones	• 3 Acción reductora • 4 acción armonizadora • 5 acción equilibrante	
Sentido de giro	Dextrógiro	Levógiro	

Efecto de los imanes
sobre los organismos vivos

El cerebro y el sistema nervioso, el corazón y el sistema circulatorio emiten ondas electromagnéticas que impulsan al resto de los sistemas que componen un organismo. Tienen distintas intensidades y fuerzas variables. Los potenciales eléctricos varían cuando un individuo pasa del estado de salud al estado de enfermedad.

El cuerpo humano está compuesto por oxígeno, carbono, nitrógeno, hidrógeno, fosfatos y otros elementos químicos, entre los que se cuentan minerales magnetizables. Los millones de células que lo componen funcionan por tener dos polos magnéticos, unidos entre sí. Las vibraciones que generan al unirse para formar los tejidos vivos tienen una frecuencia específica, que se repite continuamente y cuya modificación significaría el estado de desorden, denominado enfermedad.

Es posible establecer una comparación entre un cuerpo humano y un imán de barra: ambos tienen sus polos en los extremos, de signos opuestos y una zona neutra en el centro. Trazando una línea desde la cabeza hasta el extremo inferior del raquis, obtenemos un eje a lo largo del cual se hallan situadas las glándulas hipófisis, tiroides, paratiroides, suprarrenales y gónadas, que constituyen el punto neutro. Así encontraremos que el hemicuerpo derecho es de polaridad positiva y el hemicuerpo izquierdo es negativo.

El Magnetismo responde
a leyes universales

Los polos opuestos se atraen. Los iguales se repelen.

Los polos opuestos son equivalentes en magnitud. Las zonas neutras de uno y otro polo son iguales entre sí y opuestas por naturaleza.

Todo material magnético tiene dos polos y si se quiebra, los vuelve a generar nuevamente.

Los materiales pueden tener momentos dipolares magnéticos intrínsecos, o pueden tener momentos dipolares magnéticos inducidos en ellos por un campo magnético externo aplicado. En presencia de un campo magnético de inducción, los dipolos magnéticos elementales actuarán para establecer un campo de inducción que modificará el campo original.

Los imanes, expuestos a golpes o a temperaturas altas, pierden potencia, porque el ordenamiento de sus moléculas se altera. Sin embargo, es posible volver a ordenarlas y volver a magnetizarse.

El campo magnético estimula los mecanismos de salud natural

La intervención de los biomagnetos en la salud consiste en producir una estimulación de las funciones regeneradoras naturales del cuerpo. El magnetismo es un evento totalmente natural. *No se trata de magia ni de medicina. Se trata de darle la oportunidad a la célula de utilizar sus propios mecanismos.* Actualmente, se están expandiendo las terapias magnéticas por medio de dispositivos eléctricos y por la aplicación de biomagnetos permanentes, livianos y fáciles de transportar. Se utiliza en el tratamiento de esguinces, distensiones musculares, fracturas, quemaduras, heridas cortantes, hematomas y dolores en general. Esta terapia contribuye a la recuperación y permite reducir los tiempos de tratamiento. En las heridas, es posible disminuir el tiempo de curación a la mitad. Se observa que el tejido cicatricial es menor y que mejora la simetría. En el abordaje de la artritis, los problemas articulares, las úlceras diabéticas y otras patologías, la terapia de campos magnéticos ha demostrado resultados francos. Los pequeños magnetos terapéuticos (biomagnetos) permiten los tratamientos ambulatorios. Dichos imanes son empleados para crear micro campos magnéticos permanentes, que atraviesan el tejido muscular, disminuyendo la compresión de los nervios y mejorando la lubricación de las articulaciones.

Se ha observado y se han conducido estudios estadísticos que permiten afirmar que al aplicar biomagnetos sobre la piel se registran los siguientes efectos:

- Aumento del flujo sanguíneo.
- Movimiento de los iones de calcio.
- Equilibrio del pH de varios fluidos corporales.

- Equilibrio en la producción de hormonas de las glándulas endocrinas.
- Efectos sobre la actividad enzimática y otros procesos bioquímicos.

Los magnetos de campo permanente actúan sobre los fluidos que componen a los organismos vivos. Cuando las moléculas ferromagnéticas se encuentran agrupadas, debido a la colocación de un magneto sobre una zona, el sector está saturado magnéticamente. Cuando se retira el mismo, las moléculas adquieren dirección propia, pero su potencia magnética será superior a la que tenía antes de haber sido aplicados.

Formas y modelos de imanes con un campo magnético permanente

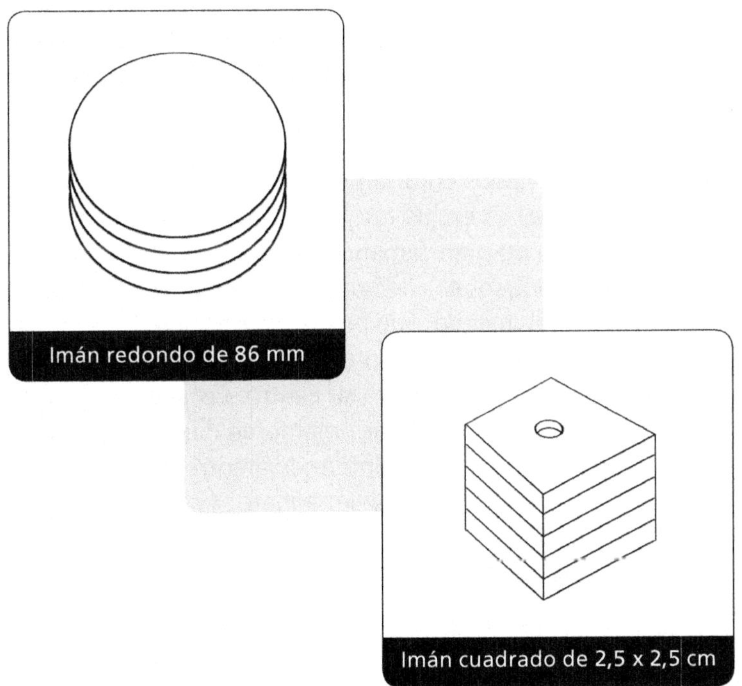

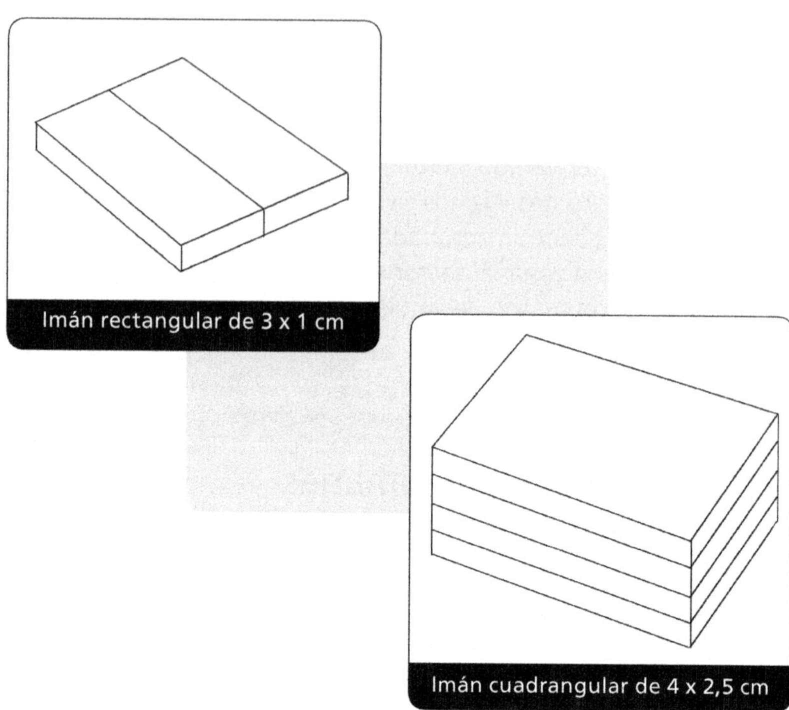

Los imanes son fabricados en distintos modelos y formatos. Cada formato tiene aplicaciones exclusivas y efectos diferentes.

El formato redondo de gran tamaño es fabricado con un orificio central (modelo "panqueque") debido a las tensiones que sufren las fuerzas internas del material que pueden producir la fractura del mangeto. La presencia de un orificio central es la causa de la bipolaridad que presenta este modelo en su centro. Por lo tanto, en los grandes imanes tendremos dos caras netamente diferenciadas, una negativa y otra positiva en la zona intermedia entre el espacio que ocupa el orificio central y el lateral del magneto.

Todos los magnetos son bipolares en su periferia, es decir, los laterales de los imanes tienen los dos polos.

El formato cuadrangular grande se diferencia del anterior en cuanto a su potencial en el momento del tratamiento, debido a la seguridad que ofrece respecto a su polaridad totalmente negativa o positiva, en cada cara del mismo.

El formato rectangular se adapta cómodamente para los tratamientos en las articulaciones. Se trata de magnetos de mediana inducción, que potencian la capacidad regeneradora del tejido óseo

Acción de los campos magnéticos en la salud

- Reduce las inflamaciones y los edemas.
- Normaliza el pH, eliminando los estados ácidos.
- Calma y reduce los dolores, tanto agudos como crónicos.
- Tiene influencia sobre la glándula pineal y la secreción de melatonina.
- Equilibra el potencial eléctrico por sobrecarga de las funciones mentales, tales como obsesiones, compulsiones, estrés, etc.
- Reduce los depósitos grasos pues controla su acidez.
- Disminuye los depósitos de calcio y colesterol.

El campo magnético atrae y repele las partículas eléctricas que componen la sangre, creando movimiento y calor. Esto conduce a la dilatación de los vasos sanguíneos, aumentando la circulación general. El campo magnético genera también una suave corriente eléctrica, que actúa sobre el sistema nervioso, produciendo un bloqueo de las sensaciones dolorosas.

El secreto de los magnetos

Los magnetos de campo permanente están diseñados para influir sobre los vasos sanguíneos. Su función es dilatarlos suavemente y aumentar el flujo sanguíneo en el área donde están colocados. Los procesos naturales del cuerpo son acelerados hasta lograr el bienestar de la persona, debido al aumento de la concentración de oxígeno y otros nutrientes vitales en dichas áreas. Al mismo tiempo, se van retirando restos tóxicos acumulados en las áreas donde los tejidos se encuentren dañados. A los beneficios antes mencionados, es posible agregar que el tratamiento por campos magnéticos es una terapia sistémica pues al permanecer los imanes sobre el cuerpo, se producen cambios en el nivel metabólico. Tal sería el caso de pacientes diabéticos, que habiendo sido tratados con magnetos, por un problema músculo-esquelético, pudieron comprobar luego, por medio de análisis clínicos de rutina, que sus niveles de azúcar en sangre habían alcanzado valores cercanos a la normalidad, impensables para un paciente diabético con una enfermedad de varios años de evolución.

En los libros clásicos sobre Magnetoterapia, se aconsejan ciertas combinaciones para aplicar los polos de los imanes, siguiendo los lineamientos básicos de aplicación de la polaridad negativa (norte) en el lateral derecho del cuerpo y la positiva (sur) en el lateral izquierdo.

El sistema Camet de Biomagnética y Terapia con Imanes adoptó dichos lineamientos y aparecen detallados en el cuadro que se encuentra a continuación.

Conductas generales de tratamiento en imanterapia

Cómo utilizar los grandes imanes en tratamientos para distintas regiones y patologías

POLOS	UBICACIÓN	REGIONES	INDICACIONES
Negativo Positivo	Mano derecha, mano izquierda	Tratamiento de miembros superiores, tronco y cabeza	Artritis, artrosis, circulación, memoria, concentración, ansiedad
Negativo Positivo	Mano derecha, pie izquierdo	Gastritis, úlceras, hernia de hiato, constipación, flatulencia	Estómago, bazo, intestino delgado, hígado, vías biliares
Negativo Positivo	Mano izquierda, pie derecho	Dolores lateralizados, parálisis, agotamiento	Músculos, nervios

Negativo Positivo	Mano derecha, pie derecho	Parálisis, astenia psicofísica	Sistema óseo, sistema muscular, sistema nervioso autónomo
Negativo Positivo	Pie derecho, pie izquierdo	Tratamiento miembros inferiores y abdomen	Gota, calambres, esguinces, luxaciones, diarrea, colon irritable, dolores abdominales

Prevenir en salud con el Sistema Camet de Biomagnética

"La Fuerza Invisible" es un término aplicado al poder de los campos magnéticos, pues la Física ha demostrado que éstos son el verdadero substrato de la vida. Nuestro sistema individual y la relación entre todos los sistemas vivos son sólo hilados invisibles al ojo humano.

- La elección del tamaño del magneto dependerá del tamaño de la lesión. Deberá superar la superficie del mismo, eliminando de este modo la posibilidad del ingreso de energía del polo sur, que es emitida por los laterales del imán.

- En algunas lesiones, se prefiere aplicar los magnetos de neodimio.

- Es posible elegir un biomagneto pequeño, compuesto por dicho material y utilizarlo sobre la glándula timo, en su polaridad sur, para estimular el sistema inmunitario. Es necesario alternar con el uso del polo norte para lograr el equilibrio entre las polaridades. Los tiempos de aplicación estarán determinados de acuerdo a la fuerza de campo del magneto utilizado.

- Es necesario el descanso de varias horas diarias sobre un colchón confeccionado con magnetos en polaridad norte, lo suficientemente próximos entre sí (aproximadamente 5 cm), para eliminar el efecto sur.

- La ingesta diaria de una cantidad entre 6 y 8 vasos de agua polarizada norte asegura la continuidad del tratamiento a lo largo de todo el día, por acción directa sobre los fluidos del cuerpo.

¿Dónde puede acudir una persona para asesorarse sobre el tratamiento y la idoneidad de los profesionales que lo apliquen?

La Asociación Argentina para el Estudio de la Energía y el Magnetismo es una entidad sin fines de lucro, con personería jurídica y es la única entidad autorizada para asesorar al público y orientarlo hacia los profesionales idóneos que se encuentran actualmente formados como tales y cumpliendo las normas de ética profesional que corresponde. Dispone de un sitio web para que todos puedan recibir información y asesoramiento sobre la pertinencia del tratamiento de Magnetoterapia y Biomagnética en cada caso particular.
http: www.aaeem.org.ar

CAPÍTULO 4

Casos resueltos por la Terapia con Imanes

Ser consciente significa "darse cuenta" de los pensamientos en los que se invierte tiempo y energía, es decir, vida.

El cuerpo humano fue considerado como un elemento casi ajeno a su dueño, el cual era "transportado" a alguna institución, para ser reparado cuando sus partes comenzaban a deteriorarse. Pero esto está llegando a su fin, nos encontramos en la Tercera Era de la salud, hemos atravesado la era organicista, en la cual sólo se tomaba en cuenta al cuerpo cuando de asuntos de salud se trataba, luego la cultura avanzó y se tuvo en cuenta a la mente por su influencia en la materia orgánica, se trataba del paradigma cuerpo-mente. Actualmente, estamos transitando el paradigma cuerpo-espíritu, la era del poder de la oración y la reverencia por lo trascendente. En esta era, las indicaciones de los nuevos profesionales de la salud incluyen dosis importantes de energía sutil en todas sus expresiones. Este nuevo "darse cuenta" del nuevo médico que trabaja junto al nuevo Ser Humano, que está dando pasos hacia un nuevo nivel de conciencia es lo que reclaman nuestros enfermos de hoy. En este aquí y ahora, el paciente solicita la guía del profesional de la salud, solicita que lo acompañe en el camino de curarse, que lo ayude a encontrarse pues ha comprendido que no está enfermo –en el sentido que se creía anteriormente– sólo está perdido –confundido– y en busca del sendero de la evolución tan deseada.

Algunas personas transitan por la vida olvidando que también son un cuerpo, así como saben que son una mente que piensa y se sienten condicionadas por las emociones que invaden su experiencia vital. Un ser humano es todo eso y mucho más, sin embargo, es el cuerpo el protagonista cuando intenta detener una vida desenfrenada por intermedio de un accidente, o produce los mecanismos que disparan una enfermedad orgánica que indica que se cometieron abusos en su contra. Es el cuerpo que se manifiesta, es el vehículo que señala los reclamos de una mente que necesita detener su ritmo, las quejas de un sistema orgánico que ha sido maltratado. El cuerpo lanza un pedido de auxilio, exige que se respeten sus características únicas, que están a cargo de esa persona única que es cada ser humano.

Sólo cuando el cuerpo nos obliga a pensar en él, nos damos cuenta de que nuestra vida toda y nuestro cuerpo en particular, son inseparables. La vida es una unión entre cuerpo, mente y alma, no hay disolución posible. El cuerpo y el alma tienen mucho que comunicarse mutuamente. Ha llegado el tiempo de empezar a activar esa comunicación.

En el nuevo paradigma (conjunto de ideas y creencias aceptadas como verdaderas) estamos revisando y ordenando todos los supuestos anteriores. Los científicos de todos los tiempos han realizado sus trabajos de investigación sobre un patrón de ideas que se denomina paradigma. Se trata de un modelo o un conjunto de supuestos que cada época acepta. Estas creencias se van debilitando hasta ser reemplazadas por nuevas teorías y una nueva visión del mundo. Una nueva visión está haciendo su entrada en esta época, que compromete a la ciencia, a la política, a la literatura, a la economía, a la religión y al destino del hombre. Una propuesta que surge a partir de esta nueva visión, es reemplazar el concepto del hombre máquina, que se divide en partes por el concepto de hombre total (sistemas holísticos). El gesto terapéutico está en función de la naturaleza básica de los seres humanos, se trata de la esencia del hombre. El contacto personalizado hace la diferencia al medir estadísticamente los resultados de los tratamientos para conservar la salud. El paciente es ante todo, *una persona.*

La especie humana se encuentra en una nueva etapa de evolución. En esta etapa corresponde tomar en cuenta que el cuerpo humano no se comporta como una máquina biológica. Sabemos, a partir de los conocimientos de la Física Cuántica, que todo es Energía y que todas las partículas que componen los cuerpos físicos tienen comunicación entre sí. Materia y mente se enlazan permanentemente.

Considerar a la salud física como un asunto espiritual es aún difícil de aceptar para la lente del microscopio electrónico. El sistema de energías intercomunicadas que denominamos ser humano, está ligado a la conciencia total de la humanidad, a sus tradiciones espirituales y a sus valores fundamentales.

Podemos aspirar a nuevos sistemas de salud, que incluyan la búsqueda de la elevación espiritual y que este objetivo se visualice desde el mismo umbral de la institución que nos recibe. Podemos solicitar que en el hall de las instituciones encargadas de atender a nuestra salud, se respire una atmósfera de amor junto con la tan apreciada asepsia ambiental.

Desde el caos hacia el orden

La casa interna que es en realidad el cuerpo de un individuo suele estar en desorden y por tal motivo, se produce el encuentro con la enfermedad.

Cuando el paciente toma a su cargo el ordenamiento de sus propias moléculas, o sea, comienza desde el orden atómico individual, es posible volver al perfecto orden bioquímico. *El estado de equilibrio iónico resulta en beneficio del cuerpo y de la mente.* Dado que el ser humano es un ser social, necesita la atención de otro ser humano que lo acompañe en la tarea de "hacerse cargo" de sus propias células. El tratamiento por acción de los campos magnéticos ayuda a recuperar el orden perdido. Se trata de recuperar el magnetismo, ionizar los humores orgánicos y así volver al paraíso perdido, o sea, al estado de salud perfecta. El contacto directo del cuerpo con los magnetos de campo permanente, portadores de energía magnética perdurable es una terapia eficaz y libre de todo tipo de contraindicaciones.

Los campos magnéticos negativos actúan sobre las proteínas, normalizando la distribución iónica dentro y fuera de la célula. Aportan más oxígeno y regeneran la actividad celular, reduciendo así el dolor y la inflamación. Es posible eliminar las grasas depositadas en forma inapropiada y las células necróticas, aumentado de este modo las defensas orgánicas.

La relación cuerpo-mente

Probablemente la mayor dificultad que se presenta al pretender referirse a la relación cuerpo-mente, proviene de los propios vocablos con que los describimos. Aparentemente, estaríamos refiriéndonos no sólo a dos aspectos diferentes de una persona sino también a dos dimensiones distintas del ser. La mente contiene pensamientos, fantasías, sueños, elementos invisibles que se hallan más allá de los órganos de los sentidos. Nadie conoce totalmente cómo está compuesta la mente, pero en cambio, estamos informados sobre los elementos que constituyen el cuerpo, que con su presencia contundente ocupa un lugar en el universo de los sentidos. En el lenguaje de la Psicología, se utiliza el término fuerzas para describir el comportamiento de los instintos. Los sentimientos, los pensamientos y los deseos se comportan con calidad de fuerzas. Por lo tanto, ejercen presiones sobre una persona de manera tal que las exprese o las concrete en sus acciones. Cuando esto no se lleva a cabo, dichas fuerzas no habrán de retirarse sino que se transformarán en otras formas de la energía. Al retirar de la conciencia por medio de la represión a dichas fuerzas, éstas no se evaporan sino que se transmutarán en su opuesto (el amor, en odio), se trasladarán a otro objeto (del padre al esposo o al tío) o cambiarán su objetivo (el deseo de reconocimiento que se transforma en inconformismo social).

La teoría de la represión es un buen ejemplo del uso que se ha hecho del lenguaje destinado a la materia física para aplicarlo a la psicodinámica.

Las emociones dolorosas que suprimimos o que negamos, no se retiran de nuestra vida, permanecen en el cuerpo, se alojan allí quietamente por un tiempo, quedan latentes. En algún momento, se manifestarán como dolores, tensiones, fatiga y depresión. Encontrar la clave, el quid del asunto, la raíz del problema, es posible si tomamos contacto con los mensajes del cuerpo, para "leer" las propias sensaciones y sentimientos escondidos, en forma simultánea.

La relación cuerpo-espíritu

Es más difícil aún comprender esta relación, sin embargo ya se hace sentir para muchas personas, son aquellos que perciben que su cuerpo tiene leyes que no acatan sólo las leyes de la materia ni aún las de la mente. Muchos son los que comprenden que la energía que da forma a sus órganos y tejidos tiene un origen más allá de lo mental.

La relación entre el cuerpo y esa energía trascendente es la que debe ser cambiada cuando el proceso curativo necesita ponerse en marcha.

CAPÍTULO 5

El poder del agua tratada con imanes

La importancia del agua en relación a la vida puede atribuirse principalmente a sus funciones biológicas. Es un excelente disolvente, especialmente de las sustancias iónicas y de los compuestos polares. Incluso, muchas moléculas orgánicas no solubles como los lípidos y algunas proteínas forman dispersiones coloidales, con propiedades biológicas.

El agua es un agente químico reactivo, en la hidratación, hidrólisis y oxidación, facilitando otras reacciones. Podemos agregar que es el principal agente de transporte de sustancias nutritivas y de los deshechos orgánicos que deben ser excretados.

En su estado natural, encontramos que el agua potable está ligeramente magnetizada por la acción del campo magnético terrestre y es neutra, desde el punto de vista eléctrico. Sin embargo, hemos de considerar que esta agua que obtenemos de los ríos y vertientes atraviesa tuberías y recibe la influencia dañina que la fricción entre el agua y las cañerías metálicas ejerce sobre ella. Dicha influencia nociva se ejerce sobre los electrones que la componen. El agua, en su trayecto hasta nuestra casa, se encuentra expuesta a los campos eléctricos alternos aislados.

Otro factor juega un importante papel en los cambios producidos durante el trayecto desde su fuente original hasta nuestro hogar: las sustancias químicas que se utilizan para purificarla o dotarla de ciertas propiedades agregadas (cloro y flúor).

Cuando el agua atraviesa un campo magnético o si recibe su influencia por inducción magnética, los iones de hidrógeno y los minerales que se hallan disueltos en ella, se cargan positiva o negativamente, de modo que se dirigen hacia distintos puntos (cátodo o ánodo, según corresponda), contribuyendo a la aglomeración de las moléculas del agua. Esta transformación mejora su sabor y la hace menos dura.

La pregunta que surge desde el público en general es en qué forma puede influir el agua ingerida, para producir efectos terapéuticos. Una hipótesis generalmente aceptada propone que el agua puede almacenar energía eléctrica y posteriormente volverla a emitir. El patrón de dicha energía es favorable para los campos magnéticos endógenos.

"El agua maravillosa"

Este nombre fue acuñado por los científicos rusos que descubrieron que la acción de los campos magnéticos sobre el agua y otros fluidos podría resolverle el problema de los depósitos de sales que se formaban en las paredes interiores de las tuberías. La presencia de estas sales reducía el calibre de las tuberías y dificultaba el fluir de los líquidos que transportaban.

Haciendo circular el agua que fue sometida a la acción de los campos magnéticos a través de las mencionadas tuberías, pudieron comprobar que las incrustaciones se desprendían y se disolvían en el agua.

Tiempo después, se pudo estudiar que la presencia del campo magnético tiene influencia sobre las propiedades del agua, tales como la temperatura, la densidad, la tensión superficial, la conductividad y otras. Por medio de la inducción magnética es posible aumentar la velocidad de sedimentación de las pequeñas partículas suspendidas en el agua, aumentando de este modo la conducción y el proceso de ionización de la misma. Dado que todos los fluidos existentes en el planeta están compuestos por agua, la misma teoría es aplicable a todo el resto de los fluidos (aceite, hidrocarburos, leche, etc.).

Las experiencias terapéuticas con el agua tratada por los campos magnéticos han demostrado que se produce un aumento de la presión del oxígeno en la sangre, explicado por el aumento del poder disolvente de dicha agua. El aumento de capacidad de transporte de oxígeno, realizado por una vía más rápida que el de la hemoglobina, es el que explica el rápido efecto sobre el sistema neurovegetativo. Al beber un vaso de agua polarizada negativamente, el individuo experimenta un inmediato estado de relajación. La ingesta continuada del agua maravillosa tiene efectos vagotónicos, tales como el aumento del peristaltismo intestinal, la regulación de la tensión arterial, el aumento de la capacidad de relajación muscular, el control del insomnio y otros.

El agua tratada por campos magnéticos adquiere mayor capacidad de disolución, es digestiva, diurética, liviana y de agradable sabor. Por sus propiedades electrolíticas es recomendada como tratamiento para disolver los depósitos de calcio y de grasa que van quedando adheridos a las paredes arteriales. También es un excelente instrumento en el tratamiento para la disolución de los cálculos biliares y renales, por tratarse de depósitos de sales en los conductos excretores de los correspondientes órganos.

La aplicación tópica del agua ordenada magnéticamente se convierte en una opción excelente para el tratamiento de las quemaduras, las lesiones cutáneas, la conjuntivitis alérgica, la otitis y la rinitis, entre otras.

No existen contraindicaciones al tratamiento con aguas sometidas a los campos magnéticos, los efectos pueden ser inmediatos o demorar algunas semanas, de acuerdo al tipo de problema y la respuesta individual.

El agua puede adquirir distintas cualidades, de acuerdo al polo del magneto con el que tome contacto. El agua que recibió el efecto del campo magnético *negativo*, será negativa y es aconsejable para todo tipo de dolencias. Disminuye el crecimiento y la actividad de las bacterias, virus y hongos. Se recomienda en el caso de infecciones, tiene efecto alcalinizante y sedante.

El agua que estuvo en contacto con el *polo positivo* del magneto, será agua polarizada positivamente. Su efecto es activador, tanto del crecimiento celular como de la circulación en general.

El agua mixta o "bipolar" es aconsejable para aumentar la resistencia orgánica y fortalecer la inmunidad. En general es bien tolerada por todas las personas, con excepción de los hipertensos y las personas muy nerviosas. Se sugiere consumir aproximadamente una cantidad de un litro y medio, repartida a lo largo del día, en personas de un peso promedio de 70 kilogramos. Los niños pueden consumir aproximadamente medio litro por día.

El proceso de ionización (disociación de las moléculas en partículas o iones con carga eléctrica diversa) se acelera cuando un fluido entra en contacto con el campo magnético. Esto evita el peligro de formar coágulos en la sangre y estimula la libre circulación de la sangre en las venas y arterias. Se ha observado que el flujo magnético organiza los glóbulos rojos que se encuentran inactivos y contribuye al aumento de su producción.

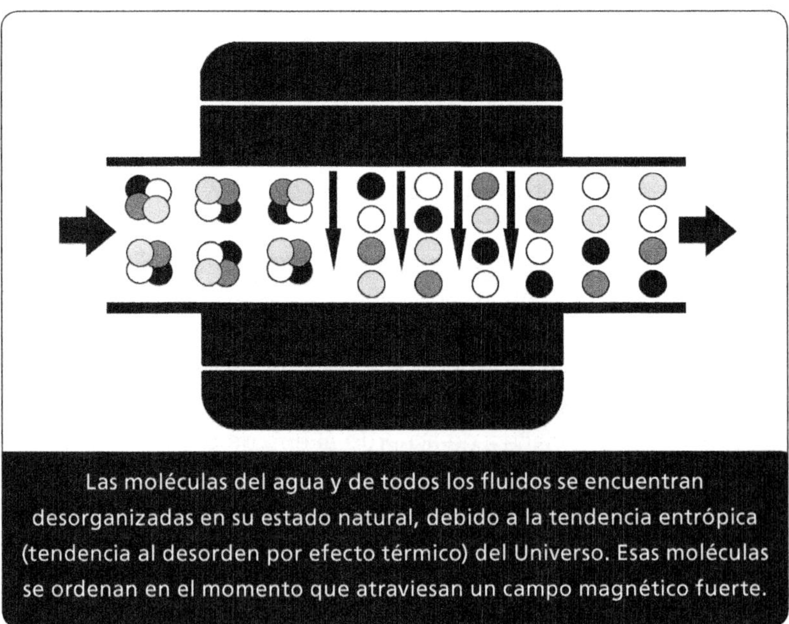

Las moléculas del agua y de todos los fluidos se encuentran desorganizadas en su estado natural, debido a la tendencia entrópica (tendencia al desorden por efecto térmico) del Universo. Esas moléculas se ordenan en el momento que atraviesan un campo magnético fuerte.

Agua magnéticamente ordenada

La teoría que afirma que el agua a la que denominaremos *magnetizada* (agua que atraviesa o se pone en contacto con los campos magnéticos) puede producir efectos beneficiosos en la salud de los seres vivos, se basa en los principios del electromagnetismo y la biología molecular, dado que la alineación y el movimiento organizado mantiene los electrones en pares estables y rompe la estructura de las macromoléculas de los minerales transformándolas en pequeñas estructuras. De este modo, los elementos que ingresan nuevos y los que se hallan circulando por los fluidos corporales son alineados y organizados en modo óptimo para poder atravesar fácilmente la membrana celular, nutriendo e hidratando los tejidos vivos.

El agua magnética en la naturaleza

El agua magnetizada en forma natural se encuentra en cientos de regiones montañosas. Se magnetiza al fluir por las capas de granito que se fueron depositando durante billones de años debido a la acción de los volcanes y los meteoritos. Dicha agua se mantiene estable durante algunas horas, luego de las cuales retorna al estado de desorden.

Cuando el agua de red o las aguas embotelladas entran en contacto con magnetos de alta densidad, se magnetiza en pocos minutos y se mantiene estable poco tiempo después de retirarla, volviendo al estado de desorganización. Si el agua permanece durante mayor número de horas en contacto con campos magnéticos, se potencian los efectos y tarda más tiempo en desordenarse. La "Asociación Argentina para el Estudio del Magnetismo" ha realizado investigaciones de las distintas técnicas de magnetización del agua, así como de los diferentes efectos que se obtienen en distintas concentraciones, tiempos de exposición y tipos de magnetos. Los estudios bioquímicos han sido oficialmente certificados y se encuentran a disposición de los investigadores que soliciten estos datos para continuar con otras investigaciones pertinentes.

Estructura molecular de los minerales

Los minerales en el agua no magnetizada y en los suplementos minerales son difíciles de ser absorbidos por las células debido a su enorme estructura molecular. La magnetización rompe las estructuras de las moléculas en el agua y las agrupa en pequeñas estructuras. El material de deshecho (en desorden) que se encuentra en el interior de la célula es arrastrado por la fuerza de la estructura ordenada del agua magnetizada y expulsado fuera del cuerpo. El agua magnetizada protege a la célula de perder sus electrones. Cuando el agua no está magnetizada, sus moléculas se agrupan en grandes cadenas y sus movimientos son lentos y desorganizados. No hay unión magnética de modo que sus moléculas están desorganizadas, con lo cual en lugar de proteger y nutrir a la célula, sus movimientos dañan la pared celular y permiten que los contaminantes penetren al núcleo de la célula. Las moléculas en el agua polarizada son más estables e independientes, con menor necesidad de reunirse; se agrupan en pequeñas cadenas dando como resultado un agua más liviana. Ésta es la explicación del punto de vista eléctrico de por qué se observa un comportamiento del agua que se traduce en su cualidad de liviana y de agradable sabor.

Misteriosa deshidratación

Los estudios de resonancia magnética han demostrado que se hallan de 3 a 5 moléculas en los pequeños racimos o cadenas de moléculas en el agua magnetizada, mientras que en el agua bruta se encuentran de 30 a 50 moléculas por grupo. El agua reunida en pequeños grupos es utilizada por el cuerpo en forma eficiente ya que entra a la célula más fácilmente.

Algunas personas beben suficiente agua diariamente y sin embargo muestran signos de deshidratación, la razón podría encontrarse en el comportamiento del agua respecto a la célula, según el tipo de agua que ingieran. El agua ordenada por campos magnéticos asegura la hidratación de los tejidos.

La estabilidad de la célula depende de que sus electrones se mantengan en pares. El oxígeno es vital en la vida de la célula. El oxígeno y las células intercambian electrones permanentemente. Este intercambio continuará sin interrumpirse en tanto el oxígeno permanezca estable. Sin embargo, si las moléculas de agua son inestables, los electrones serán conservados por la molécula de oxígeno, le faltará un electrón a la célula, la que perderá su energía y morirá. El agua magnetizada protege a la célula para que no pierda ninguno de sus electrones.

El riesgo de beber agua contaminada

La inestabilidad electroquímica en el agua contaminada que se consume actualmente, debido a los problemas ambientales, desorganiza el orden celular al robarle electrones. Esto destruye la célula y significa muerte celular. Cuando el agua contaminada entra al núcleo, puede atacar al ADN y desorganizar el código genético. El ADN deformado creará una célula enferma y este proceso se desparrama rápidamente. Es posible verificar este tipo de presentaciones en el cáncer y en el mal de Alzheimer.

El agua contaminada en el cuerpo humano produce aumento de acidez, el pH ácido en condiciones crónicas produce una sangre ácida y el exceso de acidez es el responsable de la degeneración y muerte de la célula (el pH normal en sangre es ligeramente alcalino). El agua ordenada magnéticamente contribuye a neutralizar el pH de todos los fluidos corporales. Los imanes influyen sobre el agua sin entrar en contacto directo con ella.

Agua y envejecimiento celular

El envejecimiento prematuro está en directa relación con la contaminación ambiental. El agua magnetizada corrige la contaminación del agua.

El envejecimiento es el efecto a largo plazo del efecto de los radicales libres y el pH ácido; los radicales libres son compuestos de oxígeno que no han sido utilizados por el cuerpo y pueden ser eliminados por la ingesta diaria del agua ordenada por los campos magnéticos.

El envejecimiento es un estado de sequedad de los tejidos

Si nuestro cuerpo está compuesto por un 70% de agua, nuestra sangre por un 90% y nuestro cerebro por un 83%, es posible llegar a la conclusión que la cantidad de agua y cómo ésta se encuentra estructurada molecularmente determina la forma en que envejecemos y cómo se mantiene la estabilidad en nuestro cuerpo. Si perdemos tan sólo un 5% de nuestro peso en agua, el cuerpo se descompensa; en general las personas enfermas han perdido un 20% de su peso total en agua.

Todos los organismos vivos dependen de la magnetización para su estabilidad y el agua depende de la magnetización por la forma en que está estructurada y cómo se comporta en el cuerpo. El agua que atraviesa un campo magnético se encuentra en estado de equilibrio iónico, dispone de su máxima capacidad de disolución, los tejidos pueden absorberla completamente y realizar sus funciones en perfecto orden. El fantasma de la deshidratación se alejará totalmente de quienes consuman el agua polarizada por acción de los campos magnéticos.

En nuestra opinión, envejecemos porque nos deshidratamos, a pesar de consumir las cantidades adecuadas de agua. El problema radica en la incapacidad de los tejidos para absorberla cuando sus moléculas están en desorden.

Casos tratados con agua inducida por aplicación de magnetos

Caso nro. 1

- Fecha: 17-03-2004
- Motivo de consulta: decaimiento repentino de tallos y hojas.

Observaciones: amarilleo visible en los bordes de las hojas y desecamiento parcial de algunas de ellas, con pérdida del verdor que solía presentar la planta en su estado saludable.

Procedimiento: Se limpiaron hojas y tallos con algodón embebido en agua N para luego efectuarle un rociado general con el mismo tipo de agua. Se adhirieron a la maceta magnetos de Gauss en campo bipolar y se regó la tierra también con agua bipolar.

Nota: Se indicó a su propietaria el riego de la planta cuando la tierra no estuviese demasiado embebida, con agua bipolar. También el rociado de hojas y tallos con agua N.

* 2ª entrevista:(27-03-04): Se notó una intensificación del verdor que se estaba perdiendo, así como también la disminución de la sequedad en las puntas de las hojas afectadas.

Nota: Continuó con las indicaciones antes mencionadas por un lapso de 20 días más.

* 3ª entrevista (17-04-04): Al cabo de un mes de tratamiento, la planta estaba repuesta casi en su totalidad, apenas perdió las hojas más afectadas y nos deleitó con la aparición de "nuevos brotes".

Nota: Se recomendó a su propietaria que no retirase los magnetos de la maceta y que continuara rociándola con agua N y regándola con agua bipolar; razones por las cuales la cala está totalmente restablecida, perfectamente sana y, además, ha florecido por 2ª vez en su existencia.

Caso nro. 2

* Fecha: 17-03-2004.
* Paciente: Sexo femenino. Estatura: 1,70 mts. Peso corporal: 101 kg. Contextura: grande.
* Se trata por: Quemadura en los hombros por exposición al sol del mediodía, hiperemia e hipertermia excesivas con ardor profundo.
* 1° visita: (17-03-04): se rociaron hombros y espalda alta con agua polarizada N y tratamiento básico de la región superior del cuerpo con magnetos de 4000 Gauss.

Nota: Al cabo de sólo 10 minutos de exposición a los magnetos en ambas manos y del rociado constante de la zona afectada, se notó una leve mejoría en el malestar que presentaba la paciente en un comienzo.

- En domicilio: Realizar tratamiento general básico para la región alta del cuerpo con magnetos de 4000 Gauss y rociarse la zona afectada tantas veces como sea necesario con agua N.
- 2° visita (19-03-04): Se procedió a verificar los resultados del tratamiento domiciliario indicado.
- En domicilio: Se recomendó continuar con las mismas indicaciones anteriores.

Nota: Cuadro notablemente mejorado, con visible disminución de la hiperemia y casi total desaparición del calor y ardor manifiestos en la 1ª sesión.

- 3° visita (20-04-04): Verificación evolutiva del cuadro.

Nota: Desaparición de síntomas de malestar y enrojecimiento, y constancia de la inexistencia de secuela, descamación, irritación o deshidratación alguna. La paciente fue dada de alta.

*(Informe aportado por Silvia Vidal,
Egresada 2005 del Instituto Círculo Azul Camet).*

Evaluación de la diferencia entre los efectos del agua polarizada negativa (polo norte del imán) y agua bipolar

Se preparó agua en botellas rodeadas por cinturones compuestos por imanes de 24 mm: en polaridad Norte y en un envase de 2 litros, guardándola en la heladera durante 8 horas. Se utilizó para el tratamiento de molestias estomacales.

De las dos personas que realizaron el mismo, una dijo sentirse mucho mejor, la otra no tuvo cambios.

Al realizar la misma prueba con agua bipolar (se usaron imanes de 24 mm aplicados a la botella con ambos polos en dirección al agua), no mejoró ninguna.

Al cabo de 6 meses, continuando con la ingesta de agua Negativa, una de las personas dijo que notaba gusto amargo en el agua, mientras que la otra no lo notaba, manifestando una mejoría en la evacuación del intestino.

Se notó que cuando bebía los 20 cm^3 por kilo de peso, una molestia muy fuerte que tenía en los ojos desapareció (estaba siendo tratada por alergia). Sospechando que se debía a la ingesta de agua Norte, pasamos a tomar nota de las reacciones.

Si tomaba agua Norte en cantidad, no le ardían los ojos, sobre todo cuando estaba en habitaciones cerradas. Si tomaba algunos días solamente, no comenzaba el problema hasta pasados 2 días sin beber lo suficiente. Si bebía todos los días, aunque fuera menos cantidad, pasaba hasta una semana sin problemas.

Preparamos un frasco gotero con agua Norte rodeado con 3 Lentejas. Cuando el ojo se irritaba, le ponía gotas y mejoraba, pero era necesario hacerlo muchas veces en el día.

Si le poníamos gotas y además ingeríamos agua Norte, aunque no fuera la suficiente, se mantenía controlado.

(Informe de Eva Urcola, Egresada 2005
del Instituto Círculo Azul Camet).

Acidez. El cuidado de la pecera interna

La acidez es el principal factor en la predisposición para las enfermedades pues los microbios que atacan a los organismos vivos necesitan un medio ácido para desarrollarse. La mayoría de los alimentos que consumimos dejan residuo ácido en los tejidos y se presenta una gran dificultad para los sistemas orgánicos al intentar deshacerse de los mismos. Por lo tanto, se alojan en distintos tejidos y se acumulan en tal forma que son llamadores potenciales de los microbios. El objetivo real de la existencia de los antes mencionados microbios es la tarea de descomposición de la materia orgánica. Cuando un sistema orgánico se vuelve excesivamente ácido, está enviando un claro mensaje de solicitud de descomposición. Esto inicia un proceso automático que resulta en la descomposición de los propios tejidos donde el exceso de acidez se halla alojado.

La mayoría de las enfermedades y las señales de deterioro que conocemos como resultado de la edad avanzada, son el resultado de problemas relacionados con el medio ácido, resultante de la combinación de alimentos que ingerimos.

Idealmente, el organismo humano está preparado para vivir más de cien años en perfecto estado de salud. Para lograrlo, se requiere el consumo de dietas altamente alcalinas, compuestas por vegetales, granos enteros y una adecuada combinación de las polaridades bioeléctricas de los alimentos.

A su vez, es oportuno mencionar que eligiendo inteligentemente el alimento que proveemos a las células, estamos acercándonos a la longevidad pero también a la claridad de la conciencia que será una consecuencia de la limpieza orgánica propuesta.

La energía biológica obtenida de los alimentos, es utilizada para las tareas de la vida cotidiana. La salud y la longevidad requieren un delicado equilibrio en la energía magnética negativa y la energía magnética positiva. Si bien esta última resulta un estimulante natural, la exposición prolongada resulta perjudicial pues es capaz de alterar el metabolismo. Ciertos agentes químicos que consumimos tales como el café, la nicotina, el alcohol, los alergenos (polen, polvo ambiental, etc.), algunos fármacos así como los residuos de toxinas químicas, tales como el humo de ciertas combustiones y otras, son sólo una mínima parte de la lista de agentes que aportan energía magnética positiva y conducen al desequilibrio magnético de los organismos vivos.

Las radiaciones solares proporcionan la energía para realizar la síntesis de los hidratos de carbono a partir del dióxido de carbono (CO_2) y el agua (H_2O).

De este modo, los alimentos verdes contienen la luz solar obtenida por medio del proceso de fotosíntesis, en el cual los vegetales que contienen clorofila (pigmento que capta la energía solar y transforma el agua y el dióxido de carbono en glucosa y oxígeno) convierten la energía luminosa en energía química, sintetizando hidratos de carbono a partir de agua y dióxido de carbono y liberando así el átomo de oxígeno. La energía solar es absorbida por los cloroplastos (componente del protoplasma de las células vegetales verdes) y dicha luz es conservada en la molécula de clorofila. Ésta es sostenida por su átomo central: el magnesio. Al consumir vegetales verdes crudos, estamos consumiendo clorofila cuya estructura es similar a la hemoglobina (pigmento que da el color rojo a la sangre y cuya función es el transporte del oxígeno a los tejidos vivos).

La absorción de luz es necesaria para la supervivencia y el equilibrio de los estados anímicos. El organismo humano absorbe la luz tal como lo hace una célula fotoeléctrica. La piel absorbe la luz y la almacena en el interior del cuerpo. Dicha luz alimenta el cuerpo desde el punto de vista celular, pero también influye sobre la vida emocional y la vida espiritual.

En términos de estructura molecular, la diferencia potencial entre acidez y alcalinidad es la forma en que afecta al cuerpo. Podemos asegurar que la enfermedad es un desequilibrio biológico, una expresión del exceso de acidez o del desequilibrio del pH (medida de la concentración de iones de hidrógeno de una solución. Los niveles de pH son afectados por el estilo de vida, la alimentación y la actitud mental. Las bacterias anaeróbicas y otros organismos agresores del cuerpo humano se desarrollan en presencia de un medio ácido, lo cual es opuesto a la salud de los tejidos, que se benefician con la presencia de un nivel ligeramente alcalino.

Cuando ingerimos alimentos, éstos fermentan. Podemos observar el proceso de putrefacción de una fruta que dejamos sobre la mesa a temperatura ambiente, por los cambios de color, de aspecto, de consistencia. El ejemplo de las bananas nos muestra cómo la fruta se descompone desde adentro hacia fuera.

Al consumir alimentos, intervenimos sobre los mismos por el proceso de digestión y posterior fermentación. Lo que permanece del alimento es un residuo, un residuo químico y metálico, que se combina con nuestros fluidos corporales para formar ya sea un potencial de pH ácido o alcalino. Algunos alimentos son formadores de ácidos, otros forman bases. Las frutas tienen bases orgánicas ácidas, no son formadoras de álcalis debido a su alto contenido de azúcar. Al fermentar el azúcar durante la digestión, producen un residuo ácido que acidifica el organismo. Las frutas con alto contenido de azúcar pueden paralizar el sistema inmunitario hasta por cinco horas con posterioridad a su ingesta. Las de bajo contenido, tales como los limones y las limas, son alcalinizantes.

De modo que la salud requiere de un medio alcalino desde el medio interno. Cuando el cuerpo está en equilibrio, aparece la vivacidad, la energía, la luz interna. La sangre necesita mantener un nivel de pH 7 aproximadamente; por lo tanto, si los ácidos se están generando por desorganización celular y comprometiendo a dicho fluido, los ácidos serán derivados al interior de los tejidos y quedarán allí retenidos. Las células sanas tienen carga eléctrica negativa y tienen una frecuencia vibracional armónica. La célula sana vibra a una frecuencia entre 60/70 MHz aproximadamente. Si la frecuencia desciende a 40 MHz, puede estar en presencia de un tumor u otra enfermedad degenerativa.

Una mirada al mundo interno

Para ayudarnos a entender la fisiología de los fluidos orgánicos, podemos imaginar una pecera. Los peces representarían a las células y los órganos que son bañados por los fluidos que transportan los alimentos y barren los deshechos. Si les brindáramos alimento que los peces no pueden consumir, éstos permanecerían flotando en el agua y se descompondrían. Productos químicos de deshecho se van instalando a medida que el alimento se descompone. Así se van acumulando sub-productos ácidos que alteran el pH óptimo. A todo esto, es posible sumarle la polución que producen el humo del cigarrillo, los medicamentos químicos, etc. Muchas personas tienen su pecera sobreviviendo a todo este desequilibrio hasta que en algún momento, es imposible sostener la situación y el sistema está tan debilitado que la desorganización del mismo conduce a la enfermedad.

La importancia del grado de acidez en el cuerpo

Los desequilibrios del pH no son bien tolerados por el cuerpo. Un organismo que sufre el aumento de acidez en forma crónica, irá produciendo la corrosión del sistema venoso y arterial, tal como cualquier ácido puede producir la corrosión en el mármol. La acidez puede interrumpir todas las funciones celulares y funciones orgánicas, desde el latir del corazón hasta las funciones neuronales del cerebro. Los sistemas reguladores orgánicos, tales como la respiración, la circulación, la digestión, la producción hormonal y otros, pueden llegar a detener su funcionamiento por haber llegado al punto de no poder resistir más el enorme trabajo que les demanda sostener el equilibrio del pH orgánico.

Los ácidos son la expresión de muchas sintomatologías orgánicas en las enfermedades. El consumo de azúcar es inconveniente pues no puede ser rápidamente metabolizada y fermenta convirtiéndose en distintos ácidos. Uno de los ácidos producidos por la fermentación del azúcar es el acetil-aldehido que es un neurotóxico.

El tratamiento por campos magnéticos se destaca por su capacidad para equilibrar el pH en la sangre, hasta alcanzar un grado ligeramente alcalino. La aplicación del polo negativo de un biomagneto o un conjunto de biomagnetos que componen un dispositivo en el cual se genere una corriente magnética, es el tratamiento de elección en los distintos órganos y tejidos afectados por la acidez. La ingesta de agua polarizada negativa, dosificada en varias tomas al día, complementa la antes mencionada aplicación local.

El uso de biomagnetos de 18 mm de diámetro, en polaridad negativa, adheridos en forma permanente en la planta de los pies, es un tratamiento general sistémico, que habrá de contribuir al mantenimiento del equilibrio orgánico

Gastritis

La gastritis simple es la inflamación de la mucosa gástrica. Puede ser aguda o crónica. En el primer caso, pueden confluir factores emocionales y biológicos del momento. En el segundo, se trata de un proceso de evolución lenta.

La gastritis aguda puede ser, en algunos casos, de tipo hemorrágica o no. En el caso de la primera, puede además presentarse con características erosivas. La gastritis crónica puede ser primaria o secundaria a la presencia de tumores o a consecuencia de una práctica quirúrgica.

Sintomatología:

- Náuseas y vómitos
- Lengua sucia
- Halitosis (mal aliento)
- Eructos

- Dolor agudo en región epigástrica
- Cefaleas
- Mareos
- Astenia

Protocolo de Tratamiento biomagnético:

- Dieta purificadora de dos días.

- Ingesta de agua polarizada negativa.

- Aplicación de dos biomagnetos, de 15 mm de diámetro, en polaridad negativa, colocados uno sobre el epigastrio y otro sobre el hipogastrio.

- Adoptar la dieta de las polaridades bioelectromagnéticas.

- Aplicación de dos biomagnetos de 5 mm de diámetro, en polaridad positiva, por encima de las apófisis espinosas de la décima vértebra dorsal (en caso de hemorragias, tratamientos post-quirúrgicos o sospecha de tumores, se utiliza la polaridad negativa).

La gastritis aguda hemorrágica erosiona las capas profundas de la mucosa gástrica y en caso de profundizarse, se transforma en úlcera.

Protocolo de Tratamiento biomagnético:

- Mayor número de ingestas de menor tamaño para evitar esfuerzos

- Aplicación de mini-manta biomagnética circular, polarizada negativa tres veces por día, durante 45 minutos.

- Agua polarizada negativa bebida muy lentamente, medio vaso cada 2 horas.

La gastritis crónica puede ser primaria o secundaria a otros padecimientos. En el primer caso puede ser asintomática, razón por la cual el paciente desconoce su situación. El riesgo está en que la enfermedad sigue cursando su camino de destrucción y predisponer a quien la padece, a derivar en otras enfermedades más severas.

Sintomatología:

- Digestiones lentas
- Sensación de plenitud epigástrica
- Pereza física y mental
- Es necesaria la consulta médica para practicar estudios clínicos, abordar un tratamiento integral del paciente y descartar enfermedades de mayor riesgo.

Tratamiento biomagnético:

- Ingesta lenta de porciones pequeñas de alimentos.

- Adoptar la dieta de las polaridades bioelectromagnéticas.

- Usar, en forma permanente, un biomagneto de 5 mm de diámetro, en polaridad negativa, entre el dedo grande y el segundo dedo del pie, bilateralmente.

- Usar dos biomagnetos de 18 mm de diámetro, en polaridad negativa, uno sobre el esternón, a la altura de la cuarta costilla y otro sobre la región hipogástrica.

- Tratamiento general para la región superior del cuerpo, 3 veces al día, durante 20 minutos, en horarios antes de las 18 horas.

- Usar, en forma permanente, dos biomagnetos de 15 mm de diámetro, en polaridad negativa, sobre las apófisis espinosas de la décima vértebra dorsal.

Casos resueltos en el sistema digestivo aplicando Terapia con Imanes

Paciente de sexo femenino, 50 años.

Sensación de plenitud estomacal, dolor e inflamación en la región hipogástrica y colitis crónica.

Se aplicó el tratamiento general básico en la región superior del cuerpo durante 20 minutos en el consultorio. Se colocó un imán rectangular de 3x1 cm en su polaridad negativa sobre el epigastrio y al cabo de 20 minutos pudo eliminar gases. Se dejaron aplicados biomagnetos de 5 mm de diámetro sobre puntos del meridiano de estómago durante dos días. Los síntomas comenzaron a desaparecer a partir del día siguiente y actualmente se encuentra en tratamiento de mantenimiento con aplicaciones de una vez al mes.

Paciente de sexo masculino, 38 años.

Su diagnóstico era de colon irritable, manifestaba dolor, inflamación, fuerte tensión abdominal y estreñimiento.

Se aplicó el tratamiento general básico para la región superior del cuerpo durante 15 minutos en el consultorio y un magneto cuadrangular de alta densidad, en polaridad negativa sobre el colon descendente, durante una hora. Se le indicó dormir con un magneto de 3x1 cm, polaridad negativa en la misma ubicación y beber agua bipolar. A la mañana siguiente, pudo evacuar el intestino en forma natural y tuvo dos evacuaciones más durante ese día. Se le indicó continuar durmiendo con el mismo magneto durante un mes, así como ingerir un litro de agua bipolar diariamente. En estos momentos, se encuentra totalmente libre de síntomas pero continúa acudiendo al consultorio cada dos meses para recibir una sesión de tratamiento para controlar los estados de ansiedad y de estrés.

Paciente de sexo femenino, 27 años.

Estado nauseoso, acidez y gastritis. Se aplicó un biomagneto de 5 mm y la ingesta de agua en polaridad negativa. Cinco días después, las molestias habían desaparecido, no obstante lo cual, el tratamiento fue continuado diez días hasta su remisión total. Como tratamiento preventivo, se indicó continuar con la ingesta del agua y aplicar dos biomagnetos de 15 mm sobre la región gástrica, cuando se siente tensa o ansiosa.

Paciente de sexo masculino, 43 años.

Úlcera duodenal con intenso dolor en la región umbilical. Se aplicó el tratamiento general básico para la región superior y se colocaron dos imanes de 3x1 cm, a cada lado del ombligo, formando campo de atracción. Como tratamiento domiciliario, se indicó dormir con dichos imanes durante una semana y la ingesta de agua polarizada negativa. En la actualidad se encuentra libre de síntomas, realiza controles periódicos con su médico gastroenterólogo y bebe un litro de agua polarizada negativa diariamente.

Paciente de sexo masculino, 63 años.

Se presentó el paciente con diagnóstico médico, surgido de una endoscopia, donde se observó una úlcera gástrica y otra de mayor tamaño en el duodeno. Llegó a esto después de varios días de diarrea con pérdida de sangre, por lo que además se sentía muy débil; a pesar de ello en el hemograma no se ve reflejado como un cuadro de anemia.

Es una persona muy activa y ansiosa, que no descansa bien.

Trabaja en una empresa de seguridad, custodiando pozos petroleros y gasoductos. Manejando una camioneta. Custodia de noche y duerme de día, esto en un régimen de 4 días de trabajo por 4 de descanso.

Ante su decisión de tratarse paralelamente a la medicación indicada por su médico, se le sugirió empezar con el tratamiento inferior y superior, tres veces por día durante 15 minutos y aumentando paulatinamente. Además de la ingesta de agua polar negativa, para lo cual se le entregó un par de imanes redondos del tipo chocolate con tapas.

A su vez se le dejaron aplicados: Imanes de 15 mm, ubicados según lo indicado para la ansiedad, ya que es una persona muy activa que se siente inmovilizada ante este reposo, duerme mal ya que no se relaja. En un segundo tiempo del tratamiento, se indicará la cama de imanes.

Un imán de 24 mm en la espalda, por detrás de la región gástrica, donde él manifiesta que le duele. Suponiendo que se trataba de un dolor muscular, ha tomado gran cantidad de anti-inflamatorios que además contribuyeron en el desarrollo de la úlcera, según lo que le comentó su médico.

Un imán de 24, sobre el hígado, buscando recuperar la vitalidad y mejorar su semblante de tonalidad amarillenta.

Un imán de 15 mm en su PN sobre el centro del pecho y otro igual en idéntica posición sobre la horquilla del esternón, para que actúe sobre el sistema inmunológico y produzca sedación de la mucosa gástrica.

Por último, se colocaron imanes de 15 mm en el arco plantar, bilateralmente. Se aplicó la polaridad norte, con el objeto de producir una descarga de energía estática de su cuerpo.

El paciente ya en su casa, se acostó y durmió 5 horas de su siesta muy relajado y se manifestó sorprendido y agradecido, se levantó, cenó liviano y volvió a dormir hasta el otro día.

A las 48 horas de esto, se hizo una ecografía del aparato digestivo, donde no se evidenciaron signos anómalos. Sólo se observó un poco inflado el hígado y el páncreas.

Lo que el paciente manifiesta después de estas 48 horas es que durmió y descansó como hace tiempo no lo hacía, permitiéndole esto recuperar fuerzas para andar.

El dolor reflejo de la úlcera ubicada en el píloro, que se ubicaba en la espalda, desapareció por completo.

Se evidencia un cambio de color en su rostro, además de un mejor estado de ánimo general y mejor humor.

En esta segunda sesión, se hicieron algunas modificaciones:

El taiki (imán de 5 mm) ubicado en el pie izquierdo en su PN, fue invertido de polaridad, buscando ahora restablecer el equilibrio y la armonía.

Se colocaron imanes de 15 mm (4) sobre las zonas donde el paciente manifestaba dolor a la altura del hígado y duodeno. Y otros dos sobre la zona del bazo-páncreas.

El paciente hoy se reintegra a su trabajo, donde la única parte del tratamiento con la cual no podrá continuar hasta dentro de 4 días es el tratamiento en pies y manos.

Tercera sesión: El paciente comenta que cuando le hicieron la endoscopia, le extrajeron una muestra de la cual se hizo un estudio, dando como resultado que hay gran cantidad de bacterias en el estómago. Para lo cual su médico le recetó antibióticos. Pero él consultó con un homeópata quien le sugirió no tomarlos y recetó un remedio homeopático.

Así lo está haciendo desde hace una semana.

En esta sesión, se procedió a reubicar y mantener algunos imanes.

Esta vez se agregaron a los ya colocados, lentejas en su PN sobre las vértebras dorsales 6,7,8,10,12, buscando aportar desde ahí mejoría en el estómago, páncreas, duodeno y bazo.

Además, se colocaron imanes de 5 mm (taiki) en ambos pies en su PN entre el dedo grande y el segundo del pie.

Se observa que los dolores agudos han cedido, de ahí que ahora el paciente empiece a comentar otros dolores que padece desde hace mucho tiempo. Por ejemplo un desgarro en la región del hombro y omóplato derecho. También en esa zona se procedió a colocar taiki en PN formando un triángulo según la zona de dolor indicada por el paciente.

Cuarta Sesión: Se presenta a la consulta y comenta las mejorías que ha tenido. Dice también que las primeras horas posteriores a la última sesión, sintió como un fuego en la zona del desgarro, hasta que después de pasar toda la noche, cedió tal calor. Hoy después de una semana, se observa cómo la zona se ha desinflamado y relajado significativamente.

Lo que todavía sigue latente es un dolor casi permanente en la región del estómago que pareciera estar más complicado. Dice que desde hace muchos años que tiene ese dolor.

Trabajamos reacomodando los imanes, y en la zona del desgarro ya se procedió a formar una corriente PN-PN, invirtiendo algunos de los imanes de 5 mm (taiki).

El paciente hoy dijo que ya se siente con la misma vitalidad de siempre. Situación que le resulta reconfortante dado su dinamismo.

Comentarios: más allá de la remisión de sus síntomas, esta persona tendrá que seguir con continuidad todo lo indicado, para de esta forma ir paulatinamente mejorando su estado general, ya que hace muchos años su organismo está diciendo a través del dolor y Juan Carlos parece no haber escuchado hasta ahora. El compromiso es seguir aportando desde la magnetoterapia natural, todo lo que pueda contribuir a reestablecer su salud.

Los imanes en el equilibrio del estrés

Estar bien incluye hallarse alegre, sano y completo en uno mismo. Encontrar que nuestra vida tiene sentido, una finalidad, que hay cambios continuos, tanto en lo psicológico como en lo espiritual.

La única verdad universal es que todo cambia, nada permanece. Aceptar los cambios y permitir que la vida fluya es signo de sabiduría.

La reacción al estrés se basa en la percepción por parte del individuo de alguna amenaza a su bienestar personal. El peligro puede ser real o tratarse de una percepción aproximada.

La eficacia de las estrategias de defensa ante el estrés puede variar de una persona a la otra. Aquellos individuos que presentan mejor estrategia ante la amenaza, logran sortear el estrés con menor daño y además elevan sus funciones inmunitarias, presentando menor tendencia a los resfríos, catarros y otras enfermedades.

¿Es hereditario el estrés?

Una variedad de neurotransmisores que intervienen en la respuesta al estrés muestra niveles alterados en las diferentes perturbaciones del humor, abarcando desde la ansiedad hasta el enojo y la depresión. Todos estos síntomas y estados pueden ser manifestaciones del estrés pero, además, su persistencia también produce estrés. Por lo tanto, puede dar lugar a confusión en el diagnóstico, cuando se quiere determinar si las anomalías que se presentan en el nivel de los neurotransmisores, son la causa o el efecto.

La ansiedad, la depresión severa y las tendencias suicidas pueden estar relacionadas con los bajos niveles de serotonina. Algunas personas presentan factores hereditarios que influyen en la producción de serotonina y en el metabolismo general, que a su vez, afectan otros niveles de neurotransmisores. En algunos individuos, el gen que transporta serotonina viene programado para funcionar en niveles por debajo de lo que consideramos normal, generando menos cantidad de las moléculas responsables de estimular este proceso. Las moléculas producidas son menos eficientes. Por lo tanto, el individuo tiene mayor posibilidad de estar ansioso o deprimido, especialmente en situaciones de estrés. En las personas con pensamientos suicidas, el nivel de serotonina está reducido, especialmente si el déficit se presenta en una sección de la corteza cerebral, denominada corteza óptica (detrás de los ojos). Esta área es la responsable del control de la impulsividad y del deseo de actuar por capricho.

La dopamina es otro neurotransmisor que interviene en el humor y en las respuestas fisiológicas al estrés. Tanto la dopamina como la serotonina influyen también en los comportamientos adictivos y alimentarios. Las drogas que suprimen el apetito, tales como la fenfluramina y la fentermina ejercen influencia sobre las concentraciones de serotonina y dopamina.

La herencia puede influir en los niveles de serotonina. La razón que hace a las diferencias particulares, por las que algunos individuos con bajos niveles de serotonina tienen tendencia a la ansiedad mientras que otros son depresivos y otros resultan ser violentos, es algo que aún está en estudio. La influencia de los neurotransmisores y de algunas endorfinas sobre la producción de los estados de ansiedad, estrés y depresión, se explica por las reacciones enzimáticas en el nivel de la química cerebral.

La serotonina se fabrica en el organismo a partir del Triptófano, un aminoácido esencial que se puede encontrar en alimentos muy proteicos, tales como el pavo, el pollo, la leche y los quesos.

Tener una buena opinión de sí mismo permite ser más seguro y menos propenso a usar medios ilegales o violentos para conseguir las propias metas. Es posible en muchos individuos, establecer una relación entre el nivel de autoestima, la violencia y los niveles de serotonina.

Distintos tipos de estrés

El estrés del peso corporal es debido al campo gravitatorio terrestre. La calcificación se produce a lo largo de las líneas de fuerza. La presión gravitacional se convierte en potenciales eléctricos, si el individuo se aleja del campo gravitatorio se reabsorbe el calcio y los huesos se debilitan. Entre los distintos tipos de estrés, el más conocido es el de origen psicológico.

Se ha estudiado que existe un estrés bueno (eutress) y un estrés malo (distrés), el primero sería necesario para movilizarse y alcanzar objetivos, el segundo es el que invade el organismo hasta ponerlo en riesgo. El mayor riesgo en el estrés es su vínculo directo con la predisposición a padecer ciertas enfermedades de alto riesgo. Actualmente, el 75% de las consultas médicas están relacionadas con síntomas producidos por el estrés. El estrés laboral está considerado como el problema de salud de mayor incidencia en el adulto actualmente.

Las afecciones virales están aumentando, tales como el Síndrome de Inmunodeficiencia Adquirido, los herpes y otros trastornos de inmunidad. Las bajas defensas orgánicas están asociadas al estrés psico-social. La pérdida de relaciones emocionales importantes, la soledad, la frustración, la imposibilidad de liberar la angustia que oprime el pecho, conduce al ser humano a niveles altos de estrés. Los conflictos relacionados con el estrés son el factor de mayor incidencia en el aumento de los costos en los sistemas de salud pre-paga.

El estrés invasivo de las demandas sociales, los cambios, la competencia, han derivado en una serie de efectos adversos sobre las relaciones humanas y la estabilidad emocional. Se trata del mayor problema de la civilización actual.

El tratamiento con biomagnetos ubicados en los puntos disparadores de tensión y en las regiones que ejercen su influencia directa sobre el sistema parasimpático soluciona la mayoría de los síntomas derivados del estrés. A su vez, la Biomagnética ofrece un método de relajación muscular y mental que conduce al equilibrio emocional, eliminando el estrés y combatiendo el insomnio relacionado.

Cuando la depresión se asocia con el estrés

Se indicó al paciente el tratamiento general básico para las regiones superior e inferior del cuerpo, tres veces por día.

Se indicó la ingesta de 2 litros de agua inducida por campos magnéticos, en su modalidad bipolar, teniendo en cuenta que el paciente pesaba 80 kilos con una altura de 1.85 metros.

Se aplicó el método más adecuado para el estrés, que consiste en adherir un biomagneto de 15 mm de diámetro, en polo positivo (que se alternaba con el polo negativo en la misma ubicación pues le producía un aumento de la ansiedad en determinados horarios), sobre C7 (séptima vértebra cervical) y otro similar sobre el plexo solar, en polaridad negativa. Luego se disminuyó la potencia en el tratamiento, cambiando por los mini-imanes de 5 mm de diámetro, que debido a tener menor masa, tienen menor fuerza magnética.

Una semana después de iniciado el tratamiento para el estrés, se decidió aplicar el tratamiento para los pacientes depresivos, que consiste en la terapia magnética transcraneana: se ubicaron en este caso, debido a la masa corporal del paciente, dos biomagnetos de 15 mm de diámetro, en su polaridad negativa, sobre la región temporal, durante 10 minutos, dos veces por día. Luego de dos semanas de aplicar esta terapia, se observó un aumento de su capacidad de concentración.

Al cabo de dos meses, el paciente retornó a sus tareas habituales, con renovada energía y compromiso con la vida y con sus afectos. El tratamiento continuó con visitas quincenales del paciente al consultorio, al mismo tiempo que practicaba su tratamiento ambulatorio y domiciliario con Imanterapia.

Actualmente, el paciente concurre para realizar controles trimestrales y sólo se le aplican biomagnetos en el caso que fuese necesario.

Casos resueltos en estrés y depresión

Paciente de sexo femenino, 82 años.

Sintomatología: Depresión, anorexia. Habla muy poco, pérdida de interés general. Contractura cervical, edemas, estancamiento sanguíneo en zona pierna y tobillos, color violáceo en la piel, constipación, abdomen inflamado.

Protocolo de Sistema Camet de Biomagnética: se recomienda comenzar por la ingesta de agua polaridad negativa, en este caso la paciente es hipertensa. Luego se indica el Tratamiento Básico en manos y pies (ambos en polaridad negativa debido a la severa hipertensión) al comienzo del tratamiento, 3 veces por día (hoy lo realiza 2 veces por día). Luego se fue sumando:

Cama magnética con cuatro magnetos en polaridad negativa y el central polaridad positiva.

Estrés, C7 y VC12 (séptima vértebra cervical. Plexo hipergástrico en polaridad negativa permanentes).

Contractura cervical, magnetos 15 mm (lentejas) en pto. UB 21 y VB 21 bilateralmente, el primero formando un campo de atracción el segundo, en polaridad negativa, en modo permanente.

Edemas, magnetos 15mm (lentejas) corriente bipolar en ambas plantas de los pies, permanentes. Tobilleras.

Constipación, magnetos 15mm (lentejas) zona abdomen corriente bipolar, en modo permanente.

Inflamación, magnetos de 55 mm polaridad negativa 2 veces al día, lejos de las comidas.

Para elevar la energía, calmar la mente y promover el equilibrio se le colocó bilateralmente mini-imanes (taiki) polaridad positiva.

Resultados: La paciente comenzó el tratamiento hace 1 año y se obtuvieron los siguientes resultados:

A los 7 días el color de sus piernas era blanco.

A los 15 días presentó mejorías generales importantes.

Actualmente su mejoría es del 100%. La paciente se encuentra alegre, conversadora, llama a sus amigas para tomar el té. Sale a comprar regalos. Come con apetito.

Hoy bebe agua con polaridad negativa. Realiza básico de manos y pies polaridad negativa 2 veces al día.

Cuando se le inflama el abdomen utiliza magnetos de 55 mm en la zona en polaridad negativa, con excelente resultado.

Paciente de sexo femenino, 62 años.

Diagnóstico: Estrés y depresión con posterior insuficiencia inmunológica.

De la anamnesis surgen los siguientes datos: Se le practicaron estudios que arrojaron como resultado una baja en los leucocitos y las enzimas muy altas. Está sometida a un gran estrés, que ha influido sobre su metabolismo. Su hígado está intoxicado y presenta una insuficiencia en las suprarrenales. A causa de su depresión, estuvo en cama durante un mes, bajó de peso, no puede dormir, su piel está muy pálida, sus piernas hinchadas.

Tiene miedos que la paralizan y mucha angustia porque no sabe si podrá volver a ver a su hija que vive en Japón hace unos años. La reciente muerte de su padre la afectó, pues no tiene la contención que él le daba, tanto emocional como económica. Su trabajo no la compensa según lo esperado, y tiene problemas con su socia. Su trabajo es independiente, realiza artesanías.

Primera Sesión:

1. Durante la sesión permaneció sobre una manta de imanes en PN.
2. Se practicó el tratamiento general de manos y pies durante 10 minutos, por separado.
3. Se aplicó el PN de un imán de 15 mm de diámetro, sobre la frente.

4. Se aplicó una corriente transcraneana, generada por imanes de 55mm.

Como tratamiento ambulatorio, se dejaron colocados:
1. Mini-imanes en algunos puntos del Meridiano del Hígado.
2. Ídem en la región del arco anterior del pie, en PN, bilateralmente.
3. Se indicó continuar con el tratamiento general, 3 veces por día y preparar el agua ordenada magnéticamente.
4. Se aplicaron imanes para tratar su ansiedad .
5. Se aplicó un biomagneto PN sobre la región hepática.
6. Se aplicó un biomagneto PS sobre la región del bazo.

Segunda Sesión:

A las 48 horas se siente mucho mejor, pero le cuesta aún más que antes dormirse.

Se indicó que el tratamiento general por la noche se hiciera sólo en miembros superiores. Además se confeccionó una "vincha" con 4 imanes de 18 mm, en PN.

Tercera Sesión:

Ocho días después de la primera sesión, y habiendo realizado el tratamiento según lo indicado, la paciente comenta que:

Aumentó de peso, logró dormir sin recurrir a las pastillas que estaba tomando y pudo caminar algunas cuadras, después de un mes sin moverse.

Sugerido por su médico visitó a un psiquiatra, a quien le comentó esta técnica y se vio sorprendido. Le indicó hacerse un electroencefalograma.

Al finalizar la sesión en el consultorio, se le indicó el siguiente tratamiento ambulatorio: Dormir sobre una cama con imanes.

Se dejaron aplicados varios mini-imanes con el objeto de estimular el funcionamiento de las suprarrenales.

A la semana la persona comenta que se han deshinchado las piernas, que duerme profundamente y que ha recuperado su dinamismo en un 70%.

Cuarta Sesión:

La paciente se siente muy bien, sus piernas ya no están hinchadas y ha aumentado 2 kilos. Su rostro ha recuperado el color y el brillo. Se han hecho análisis clínicos que muestran una mejorara significativa. Los glóbulos blancos aumentaron de 2900 a 3900 y las enzimas se nivelaron.

Destacamos que la paciente sólo ha recibido como tratamiento Terapia con Imanes y cuidados en su alimentación.

Actualmente, la paciente manifiesta que ha logrado un equilibrio emocional desconocido para ella. Está despertando a otra forma de ser y de vivir. Trata de entender por qué llegó a esa depresión que casi la mató y está aprendiendo mucho de sí misma.

Continuará realizándose controles periódicos para sostener lo logrado.

Tratamiento de la tristeza estacional

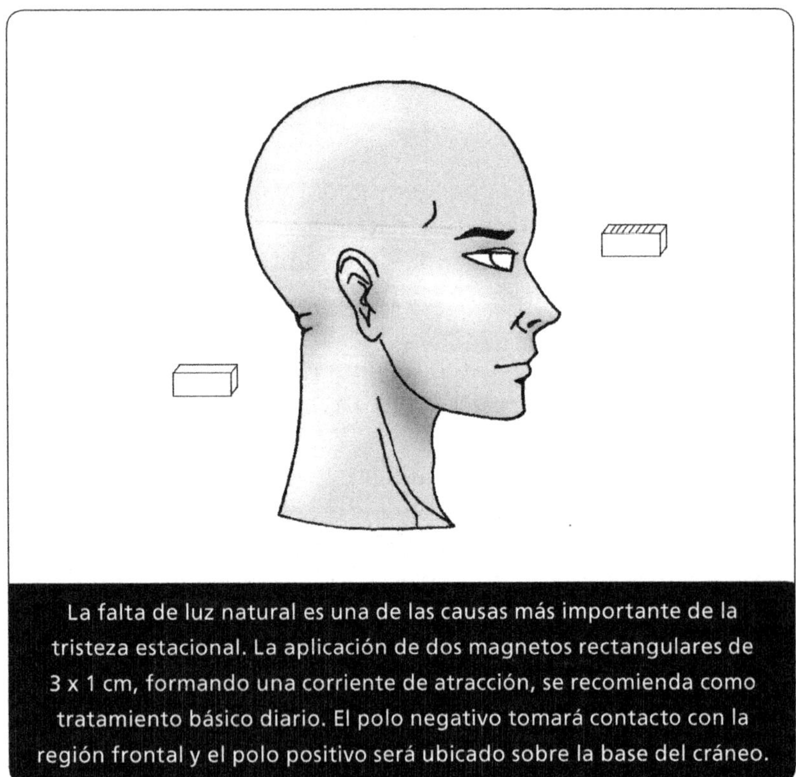

La falta de luz natural es una de las causas más importante de la tristeza estacional. La aplicación de dos magnetos rectangulares de 3 x 1 cm, formando una corriente de atracción, se recomienda como tratamiento básico diario. El polo negativo tomará contacto con la región frontal y el polo positivo será ubicado sobre la base del cráneo.

Cansancio crónico

El cansancio crónico está asociado al estrés. Una persona que se siente siempre cansada y no encuentra explicación para sus estados de extenuación, puede estar padeciendo alguna enfermedad oculta o estar entre las numerosas víctimas del síndrome de "fatiga crónica". Entre sus síntomas podemos mencionar un tipo de cansancio que no se alivia con el reposo, la aparición de unas líneas de fiebre constantes, los músculos se sienten débiles y cansados, problemas para dormir, olvidos involuntarios, dolores de garganta recurrentes, etc.

El estrés puede hallarse en la base de este síndrome, pero puede estar acompañado de otras disfunciones de tipo metabólico, tales como la diabetes, el hipotiroidismo, el síndrome premenstrual o el descenso de estrógenos, entre otras.

La diabetes es la incapacidad del organismo para producir o utilizar adecuadamente la insulina. Sus síntomas pueden incluir la fatiga, la poliuria, la polifagia, sed exagerada, sequedad de boca y de piel, prurito y alteraciones del humor.

La baja actividad de la glándula tiroides suele presentar sensibilidad excesiva al frío, la zona alrededor de los ojos hinchada, al igual que los tobillos, sequedad de piel y debilidad capilar, así como dificultades para bajar de peso.

Las enfermedades ocultas del aparato urinario (riñones, vejiga, uréteres) pueden ser la causa de un cansancio excesivo, además del aumento exagerado en la micción. Pueden ser causadas por la presencia de *cándida albicans* (hongo semejante a las levaduras) u otros agentes infecciosos.

El síndrome premenstrual, que afecta a casi el 40% de las mujeres, puede dar fatiga, acompañado de otros síntomas, tales como dolor de cabeza, irritabilidad, depresión, hinchazón de los tejidos. La causa puede originarse en la deficiencia de hormona tiroidea junto con el desequilibrio entre el estrógeno y la progesterona. La deficiencia de vitamina B6 puede estar agravando el síndrome.

La depresión puede presentarse como fatiga acompañada de perturbaciones del sueño, trastornos alimentarios, sensaciones de aislamiento, desesperanza o culpa. Un estado de angustia lleva a que se agote rápidamente la glucosa. Si el nivel de ésta en la sangre baja súbitamente, se experimenta el decaimiento propio de la fatiga.

Las relaciones negativas son aquellas que mantenemos con personas manipuladoras o con amigos quejosos. Es posible que una persona se halle transitando relaciones destructivas que le producen una sensación de caos interno, aumentando de este modo la tensión nerviosa que podemos tener por los problemas inevitables de la vida diaria.

El insomnio puede pasar inadvertido para algunas personas, pues no consideran que en realidad duermen mal. La falta de sueño profundo así como el exceso de horas pasadas en la cama, obran en contra del buen descanso.

La vida sedentaria es causa de la mala asimilación de los nutrientes que activan los músculos y otros órganos. La falta de ejercicio físico conduce a circulación sanguínea empobrecida de oxígeno y debilidad general.

En resumen, podemos enumerar las siguientes particularidades del S.F.G.:

- Cansancio que no se alivia con el descanso
- Algunas líneas de fiebre, generalmente por la tarde.
- Sensación de debilidad general y presencia de músculos cansados.
- Problemas para descansar profundamente (trastornos del sueño).
- Olvido frecuente de objetos o de indicaciones recibidas.
- Dolor de garganta recurrente.

Protocolo del Sistema Camet Biomagnético

- Se aplicará el tratamiento básico del Estrés.

- Se atenderá el Sistema Inmunológico, con magnetos sobre el bazo y el timo.

- La conducta de tratamiento consiste por un lado en el apoyo psicoterapéutico que conduce al paciente a mejorar su actitud ante la vida y su visión del mundo, junto con el tratamiento biomagnético que se ocupa de los aspectos biológicos, mediante la aplicación de un biomagneto en la región frontal y dos biomagnetos en la región temporal, bilateralmente, produciendo una suave corriente que atraviesa el lóbulo frontal del cerebro.

- Adoptar la Dieta de las polaridades, respetando el equilibrio magnético de las combinaciones de los alimentos.

- Ingesta de agua y otros líquidos, sometidos previamente a la acción de los campos magnéticos.

La Terapia con Imanes aplicada en Diabetes

Paciente de sexo femenino, 67 años.

Concurre a la consulta con diagnóstico de hipertensión arterial desde hace muchos años, razón por la cual está fuertemente medicada. También padece Diabetes tipo 2, tomando medicación diaria y con un estudio que revela trastornos circulatorios en miembros inferiores, en los cuales tiene arterias muy comprometidas que le provocan edema maleolar y cierta dificultad en la marcha.

Indagando con detenimiento sobre su vida y su personalidad, corroboramos lo que nos dice la medicina psicosomática, que nos menciona la frecuencia de depresión y ansiedad en la mayoría de los pacientes diabéticos. Básicamente, se descompensan luego de un período prolongado de tensiones y esfuerzos, y ya desde la infancia tienen dificultades tales como la indecisión y la inseguridad, oscilando entre dependencia e independencia.

Por otro lado, en cuanto a sus trastornos circulatorios en sus miembros inferiores, coincide su discurso con el punto de vista Psicoanalítico, en el que Freud ha estudiado estos trastornos, llegando a la conclusión de que el sentido inconsciente de dicha afección se puede interpretar como una dificultad para andar por la vida, falta de autonomía, impotencia para cambiar en algo sus circunstancias, sus vivencias, de no tener apoyo y de no poder avanzar en la vida.

Teniendo ya un panorama completo de la paciente, comenzamos indicándole hacer infusión de retamilla. Se le colocan mini-imanes permanentes en puntos de algunos meridianos.

En la oreja se le colocan micro esferas magnéticas en: páncreas, riñón, energía mental, punto del estrés y punto tranquilizante. Se le colocan imanes de 18 mm en los siete vórtices con su color correspondiente por 30 minutos. Luego de esto se le indica beber por día un litro de agua magnetizada con inducción negativa, tratamiento generalizado con imanes de 86 mm, en palma de manos y planta de pie, negativo lado derecho y positivo lado izquierdo, durante 20 minutos tres veces al día.

La paciente regresa a la consulta a las dos semanas. En esta oportunidad se comienza a trabajar sobre sus afecciones. Se le colocan mini-imanes con su polo negativo en ambas muñecas sobre la arteria radial en forma permanente y se le agrega en la oreja micro esfera en el punto de la hipertensión. Se le toma la presión y nos da 160-90, presión que es habitual en ella. Se le hace mesoterapia con procaína en la zona del páncreas. Concurre a 10 sesiones y luego se le colocan imanes de 18 mm, con polo norte (negativo) sobre cabeza del páncreas y polo sur (positivo) sobre cola, en forma permanente. Se la cambian todas las cintas dejando por ahora en su mismo lugar los mini-imanes para seguir actuando sobre los aspectos emocionales, y se le indica reemplazar una de las aplicaciones del tratamiento generalizado por 30 minutos con polo norte palma mano derecha y polo sur en planta pie izquierdo hasta el fin del tratamiento.

A la semana siguiente la paciente vuelve con un buen estado de ánimo. En principio se le toma la presión, la que nos da 150-78, se le realiza la mesoterapia y luego se le coloca un acrílico color violeta sobre la zona del páncreas dándole destellos lumínicos con lámpara por treinta minutos, lo que se le hará hasta el fin del tratamiento. Luego se le vuelven a colocar los imanes de 18 mm, y se le retiran algunos imanes permanentes para colocarle otros en diferentes puntos de acupuntura. También se le colocan a la altura de la apófisis espinosa D7, formando un campo de atracción a cada lado igual que sobre la quinta vértebra lumbar L5 y la primera sacra S1. Luego se le mide la glucosa dando como resultado 118, cosa que sorprende a la paciente porque su glucosa habitual con sus tres hipo-glucemiantes es de 140 a 150 cuidándose mucho en las comidas. Por esto se le sugiere que el día anterior a regresar suspenda uno de los tres hipoglucemiantes que tomaba y un medicamento antihipertensivo.

En la siguiente semana: luego de realizarle todo el protocolo, se le toma la presión arterial que se encuentra en 145-75, sin haber tomado un hipotensor de los tres que tomaba. Luego se le toma la glucosa que marca 106, también habiendo reducido la cantidad de medicación de base.

Bajo supervisión del médico tratante, se le sugiere continuar con la reducción de la medicación para la semana próxima.

En esta nueva sesión y luego de hacer algunos cambios en puntos permanentes, la presión nos da 140-75, y la glucosa 104, con una sola medicación al día para cada afección. Se le indica retornar a los 10 días y que un día antes de retornar deje por completo las dos medicaciones.

A su retorno, y luego de practicarle todo lo habitual, la presión sin medicación nos marca 135-75, y la glucosa 107. A todo esto la paciente está realmente sorprendida, ya que también ha desaparecido su edema maleolar y nota más fuerza en sus piernas, sin el cansancio al caminar que tenía. Se le sugiere retornar a los 7 días y que antes de entrar al consultorio coma 50 gramos de chocolate.

En esta oportunidad, la presión es de 130-70, y la glucosa (al poco tiempo de haber comido el chocolate), nos da 104.

Estas pruebas se le hacen en principio semanalmente y luego quincenalmente, llegando el momento de retirarle todos los imanes y solo continuar con el tratamiento generalizado con menor frecuencia y tiempo, y el agua bebida.

En la actualidad la paciente concurre al consultorio cada tres semanas para controlar la presión y la glucosa, dado que comenzó a comer sin privarse de la sal ni de los dulces, arrojando siempre valores normales.

El estrés le abre paso a la depresión

Síntomas más frecuentes:

- Dolores de cabeza frecuentes.
- Estados de fatiga que se repiten .
- Insomnio en sus distintas presentaciones posibles (se duerme todo el día o se duerme con interrupciones).
- Diarrea o constipación (posible colon irritable).
- Dolor de espalda desde el momento en que se despierta y a lo largo de todo el día.
- Cervicalgias que no remiten bajo tratamiento kinésico.
- Irritabilidad en el carácter.

Protocolo Camet de Biomagnética

- Tratamiento Básico para reducir los niveles de Estrés.

- Relajación profunda en la camilla del consultorio del terapeuta en Biomagnética, que utilizará biomagnetos pequeños encima del cuerpo y otros de mediano tamaño por debajo de la colchoneta que compone dicha camilla.

- Tratamiento de los Centros Nerviosos en la espalda.

- Terapia de corriente magnética transcraneana, producida por la aplicación de dos biomagnetos sobre el hueso temporal, bilateralmente.

- Adoptar la dieta de las polaridades bioeléctricas.

- Baños con agua sometida a campos magnéticos (especialmente de inmersión). Existen en el mercado dispositivos para adaptar a las canillas que permiten disfrutar de un relajante baño, que además suaviza la piel y sana las heridas superficiales.

- Beber agua sometida a campos magnéticos diariamente. Recomendamos utilizar un dispositivo especialmente diseñado a los efectos de producir la Inducción Instantánea de los líquidos, que tiene la ventaja que permite pasar líquidos calientes y fríos, a través del campo magnético, sin demora alguna.

Ansiedad

La ansiedad suele hallarse en la base de muchas presentaciones del estrés. Se trata de la reacción extrema ante una amenaza que no tiene por qué ser real y casi nunca lo es. Suele señalar el momento en que necesitamos un cambio en nuestra vida. Una cierta dosis de ansiedad puede beneficiarnos para enfrentar situaciones y encontrar recursos que mejoren el rendimiento ante una situación problemática.

Pero si la ansiedad dificulta las tareas cotidianas o impide realizar dichas tareas, es necesario buscar soluciones para vencer dicho estado.

Los síntomas más conocidos son los temblores, el insomnio, las palpitaciones, los problemas digestivos, las tensiones musculares resistentes a los tratamientos tradicionales, la sudoración excesiva, las náuseas, los problemas respiratorios, las manifestaciones patológicas en el mapa emocional de la piel, la dificultad para expresarse, las ganas de llorar, la irritabilidad y otros.

El trastorno severo de ansiedad se estudia dentro del marco de la Psicología como una de las formas de neurosis. Esto indica la división interna de la persona que la padece.

Las soluciones posibles se encuentran dentro del marco de la alimentación natural, el ejercicio físico que conduzca a la descarga de electricidad acumulada y a la relajación del proceso de pensamiento.

El contacto con la naturaleza y la respiración profunda practicada en espacios abiertos puede ayudar a darse cuenta de la real dimensión de las situaciones disparadoras de la ansiedad.

La verdadera salida para estar libre de los estados de ansiedad recurrentes requiere un cambio de actitud mental, el cultivo de relaciones humanas enriquecedoras y el conocimiento del sí mismo para sentir la profundidad de la propia esencia.

Concretamente, la ansiedad es una forma del miedo generalizado, un temor falsamente identificado con situaciones concretas del momento, pero que en realidad "anida" en lo profundo de la persona y ésta lo traslada a distintas situaciones externas que lo ponen a prueba, "le toman examen" y ponen en evidencia una gran inseguridad basada en la falta de fe y amor a sí mismo.

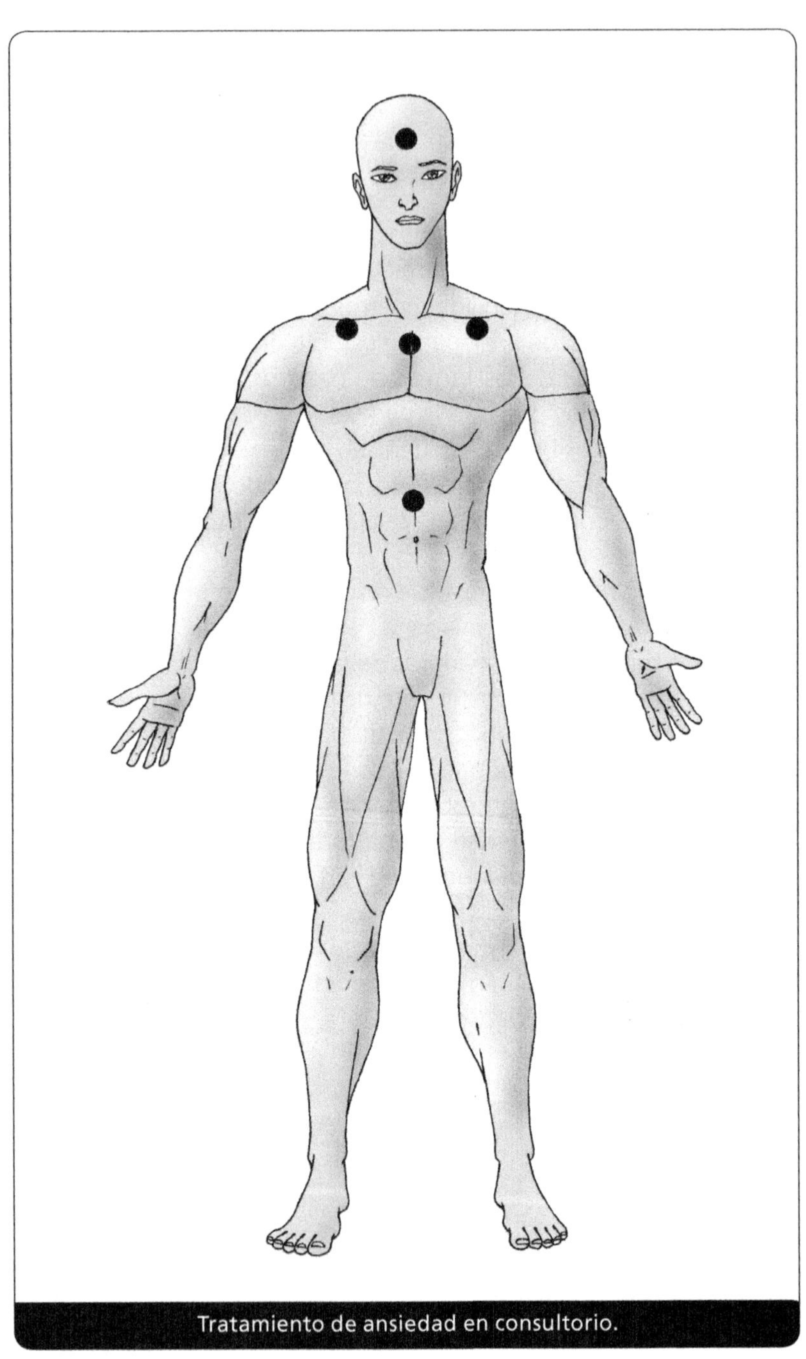

Tratamiento de ansiedad en consultorio.

Síntomas que pueden presentarse

- Palpitaciones.
- Sensación de que algo malo va a ocurrir.
- Dificultad para concentrarse mentalmente.
- Dolores musculares.
- Dolor en el pecho.
- Sequedad en la boca.
- Transpiración excesiva.
- Exagerada respuesta ante situaciones conflictivas.
- Insomnio.
- Irritabilidad.
- Problemas sexuales.

Protocolo del Sistema Camet de Biomagnética

Tratamiento biomagnético del estrés:

- Aplicación de todas las propuestas del Sistema de Gimnasia Magnética.

- Sedación general utilizando magnetos en polaridad negativa.

- Tratamiento para superar las tensiones que se presentan en la región del plexo solar (se adhieren magnetos de 5 mm, bilateralmente, en cuatro puntos de la espalda, por debajo de la región escapular y un magneto de 15 mm, en polaridad negativa ubicado sobre la zona gástrica).

- Tratamiento de relajación profunda con magnetos de mediana y baja potencia, en el consultorio del profesional en Biomagnética.

- Dieta neutra aplicando las polaridades bioeléctricas de los alimentos.

- Beber agua y todos los líquidos que se consumen, previamente sometidos a la acción de los campos magnéticos.

Insomnio

Se trata de un acompañante nocturno que no respeta edades ni condición social.

En muchas ocasiones, está acompañando a los estados de estrés. Es muy importante identificar a qué tipo de insomnio nos enfrentamos, pues al conocer las causas, se hace posible encarar un tratamiento efectivo.

Se puede clasificar en seis tipos a las causas del insomnio:

1. Ambientales: ventilación de la habitación, colchones inadecuados y otros.
2. **Farmacológicas:** efectos colaterales e interacción medicamentosa.
3. **Fisiológicas:** cambios en el horario y los hábitos.
4. **Físicas:** dolores, alergias, dificultades respiratorias.
5. **Psicológicas:** problemas emocionales y estrés.
6. **Psiquiátricas:** depresión, alcoholismo y otras.

Causas manifiestas que surgen del relato de los pacientes

- Niveles altos de estrés.
- Exceso de horas de siesta.
- Horarios de trabajo o de estudio variables.
- Exigencias difíciles de cumplir.
- Ingesta de café u otros estimulantes en horarios del atardecer.
- Depresión conocida o encubierta.
- Ruidos externos.
- Ansiedad exagerada.

Clasificación del insomnio (según la duración del sueño)

- **Insomnio transitorio:** el problema perdura no más allá de una semana y tiene su base en conflictos personales y cambios importantes en la vida de la persona.

- **Insomnio crónico:** cuando la persona duerme menos de cinco horas seguidas durante un término mayor a dos meses, es conveniente solicitar estudios clínicos para descartar enfermedades de base.

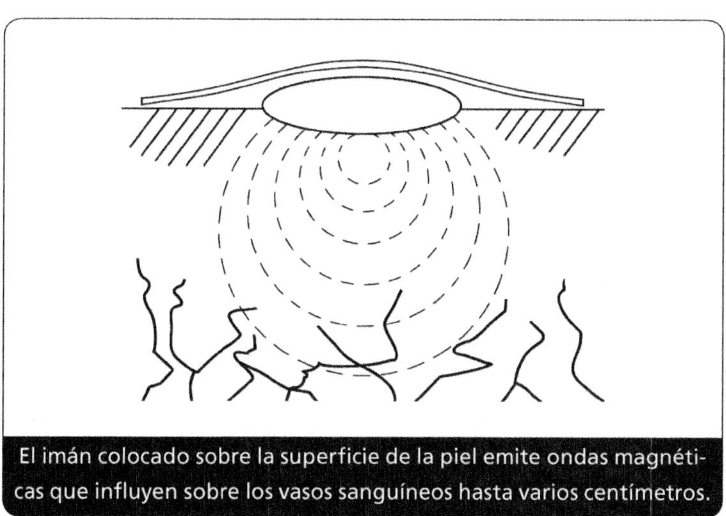

El imán colocado sobre la superficie de la piel emite ondas magnéticas que influyen sobre los vasos sanguíneos hasta varios centímetros.

¿Qué significa dormir bien?

El número total de horas es variable. Se relaciona con el ritmo circadiano de cada persona, la edad y los hábitos. En líneas generales, se acepta que los niños duermen entre 8 y 10 horas y los ancianos reducen los tiempos casi a la mitad. Pero esto es algo que no se cumple en forma absoluta. Cada persona conoce sus conductas de sueño y si ha habido cambios significativos en la etapa que está viviendo. Los procesos metabólicos influyen sobre la calidad de sueño y ciertas enfermedades ocultas también lo hacen. La preocupación excesiva, la ansiedad exagerada y las emociones reprimidas suelen hacerse presentes en el momento en que se intenta dormir.

Si una persona tarda mucho en conciliar el sueño, si da muchas vueltas en la cama o si se despierta varias veces por la noche, puede hallarse ante un problema de insomnio.

Hábitos que colaboran para dormir mejor

- Mantener una temperatura ambiente propicia al durmiente.
- Realizar actividad física programada, en horarios del día.
- Ejercicios de relajación para equilibrar las exigencias laborales.
- Evitar las bebidas y comidas excitantes, especialmente en horarios nocturnos.
- Evitar las siestas prolongadas.
- Evitar los esfuerzos intelectuales en horarios nocturnos.
- Elegir cuidadosamente el colchón.
- Utilizar un cuaderno junto a la mesita de noche para escribir las ideas que pasean por la mente.

Protocolo que ofrece el Sistema Camet de Biomagnética

- Baños de inmersión en agua sometida a campos magnéticos.

- Tratamiento de relajación profunda en camilla con pequeños imanes.

- Aplicación de pequeños imanes en la región frontal durante toda la noche.

- Dieta de equilibrio de las polaridades electromagnéticas.

- Beber agua sometida a campos magnéticos diariamente, utilizando el Inductor Magnético, el cual también le proporciona la oportunidad de consumir sus tisanas calientes y sus jugos de fruta frescos.

Soluciones para el insomnio

Dormir sobre un colchón con una fuerza magnética de campo negativo de 800 Gauss, que tenga en base a la densidad de los magnetos empleados; una llegada entre 200 y 300 Gauss a la superficie de la piel, provee alivio del dolor y aumento de la calidad de sueño, sin reacciones adversas. Luego de una semana de utilizar este tipo de colchón magnético, se empiezan a sentir los efectos beneficiosos. Se estima que en 4 meses, los resultados son francos.

Es posible preparar una colchoneta de espuma de poliuretano y utilizar imanes cerámicos de 15 mm de diámetro, en número aproximado entre 100 y 200 unidades, cubiertos con tela de algodón por encima, con la polaridad negativa en dirección al cuerpo. También se puede elegir preparar un edredón confeccionado con magnetos de 15 mm de diámetro, en polaridad negativa, cuidando que sea de la misma medida que el colchón o la almohada.

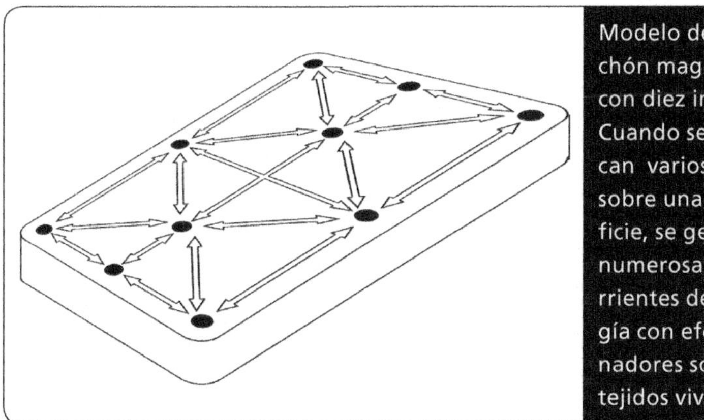

Modelo de colchón magnético con diez imanes. Cuando se colocan varios imanes sobre una superficie, se generan numerosas corrientes de energía con efectos sanadores sobre los tejidos vivos.

CAPÍTULO 8

Según pasan los años. Artritis, artrosis, menopausia y osteoporosis

Artritis

En el lenguaje cotidiano suelen confundirse los términos artritis y artrosis y se los relaciona con la palabra reuma. El denominador común entre estos vocablos es su relación con los dolores que comprometen el sistema óseo y los músculos. El reuma se caracteriza por la presentación de dolores difusos, sin causa aparente. En épocas pretéritas, se solía recomendar a quien padecía de dolores del tipo reumático, que inmovilizara la articulación afectada, con lo cual generalmente el cuadro empeoraba. El motivo era la falta de buen aporte sanguíneo a la región. El dolor aumenta cuando se presenta acompañado de un proceso inflamatorio. La irritación del nervio que corresponda a la zona afectada es la responsable de la intensidad del dolor.

El reuma puede afectar al tejido muscular, a las articulaciones en general, a ciertos órganos, etc. Entre las formas de reuma más generalizadas mencionamos la artritis y la artrosis.

La artritis se presenta acompañada de hinchazón y calor en las articulaciones. La inflamación puede aparecer en músculos, tendones, ligamentos y bolsas sinoviales. Se la considera una enfermedad relacionada con trastornos del metabolismo.

La artrosis es una enfermedad degenerativa del tejido, donde las alteraciones son producidas por el desgaste del tejido cartilaginoso y del tejido óseo.

El desgaste en las articulaciones y la falta de líquido sinovial conducen a la fricción entre dos piezas óseas, con el consiguiente dolor y posibilidades de edema.

Los músculos, tendones y nervios que son afectados como consecuencia del desgaste antes mencionado, pueden aliviarse, en la medida en que las piezas óseas reciban el tratamiento adecuado.

Posibles causas

- Sobrepeso.
- Alimentación tóxica.
- Falta de ejercicio físico.
- Riego sanguíneo empobrecido.

Síntomas más frecuentes

- Dolor.
- Endurecimiento progresivo sin hinchazón articular (osteoartritis).
- Inflamación dolorosa en brazos, piernas y muñecas, especialmente en el horario de la mañana (artritis reumática).
- Fiebre, inflamación articular y dolor agudo (artritis infecciosa).

Protocolo del Sistema Camet de Biomagnética

- Aplicación de magnetos grandes para lograr la analgesia inmediata.

- Tratamiento anti-inflamatorio con dispositivos preparados con imanes pequeños (pulseras, tobilleras, collares, apósitos, muñequeras, etc.).

- Eliminar la hinchazón, si la hubiese, aplicando imanes pequeños en los puntos de acupuntura dispuestos para dicho efecto.

- A medida que la hinchazón y el dolor van cediendo, se comenzará a realizar la Gimnasia Magnética para rehabilitar los músculos.

- Tratamiento de relajación profunda con pequeños y medianos imanes.

- Baños tibios de inmersión con agua inducida por campos magnéticos de alta potencia y realización de suaves movimientos dentro de la misma (se aplicarán los magnetos en forma de corrientes que atraviesan el agua).

Síntomas particulares en la artritis

- Dolor
- Endurecimiento progresivo sin hinchazón articular (osteoartritis).
- Inflamación dolorosa en brazos, piernas y muñecas, especialmente en el horario de la mañana (artritis reumática).
- Fiebre, inflamación articular y dolor agudo (artritis infecciosa).

Protocolo del sistema Camet de Biomagnética

- Aplicación de magnetos grandes para lograr la analgesia inmediata.

- Tratamiento anti-inflamatorio con dispositivos preparados con imanes pequeños (pulseras, tobilleras, collares, apósitos, muñequeras, etc.).

- Eliminar la hinchazón, si la hubiese, aplicando imanes pequeños en los puntos de acupuntura dispuestos para dicho efecto.

- A medida que la hinchazón y el dolor van cediendo, se comenzará a realizar la Gimnasia Magnética (gimnasia pasiva, en la que se utilizan magnetos, utilizados antes de la terapia de rehabilitación) para rehabilitar los músculos.

- Tratamiento de relajación profunda con pequeños y medianos imanes.

- Baños tibios de inmersión con agua inducida por campos magnéticos de alta potencia y realización de suaves movimientos dentro de la misma (se aplicarán los magnetos en forma de corrientes que atraviesan el agua).

Casos resueltos en trastornos lumbares

Paciente de sexo femenino, 35 años.

Primera sesión: Ante la consulta se verifica que no tiene diabetes, ni problemas de tiroides; tampoco ha tenido intervenciones quirúrgicas, su tensión arterial es normal y en momentos de crisis con tendencia a subir. Evacúa poco y no duerme bien. Es maestra de música en una escuela primaria. No tiene hijos. Está casada.

Refiere que viene porque hace diez años que padece un dolor en la región lumbar que por momentos no le permite moverse, llegando, incluso, a ser trasladada de su domicilio en ambulancia. Su traumatólogo le ha dicho que los discos intervertebrales de las últimas lumbares están deshidratados, ha hecho sesiones de kinesiología, ejercicio físico guiado en un gimnasio, en el verano va varias semanas a los baños termales de Copahue (esto sí la ha aliviado). Además por su sobrepeso (10 kilos aprox.) sigue una dieta con una nutricionista, pero a pesar de cumplir con todo lo indicado, no ha podido bajar de peso ni aliviar sus dolores.

Mientras conversaba colocó sus pies en los imanes grandes, realizando así el tratamiento inferior durante quince minutos. Posteriormente, hablamos de las posiciones que son indicadas y las que no, cómo caminar y cómo acostarse. Posteriormente se acostó en la camilla y mientras en la región del dolor se colocaron imanes del tipo chocolate y monedas grandes, en las lumbares bajas, en el sacro y recorrido del nervio ciático, se procedío a relajar la zona trabajando desde los pies, masajeando las pantorrillas. Comencé trabajando sobre la pierna izquierda y luego sobre la derecha, y fue allí donde manifestó dolor, mucho dolor. Trabajé abriendo los canales en las plantas de los pies y masajeando suavemente la zona refleja.

Después de esto se colocaron imanes de 15 mm a ambos lados de las cinco lumbares, y también lentejas en PN sobre el recorrido del nervio ciático. Por último se colocaron 3 taiki en PN en ambos pies en la zona refleja del sacro y ciático en la parte interior del talón.

No se colocaron más ya que la persona por primera vez tenía contacto con los imanes.

Segunda sesión: Pasada una semana, vuelve al consultorio y comenta que después de 12 horas ya no sintió más dolor, pudo dormir y hasta estuvo en una manifestación en la que estuvo muchas horas parada y no sintió molestia alguna. Está muy distendida. Durmió boca arriba colocando los almohadones bajo sus piernas y esto la ayudó.

En la charla inicial, mientras se hacía el tratamiento básico de miembro inferior, me comentó que ese mismo día le habían dicho que su padre tenía cáncer de pulmón, que uno está todo tomado y el otro en su mayor parte, también. Esto, a pesar de ser muy duro para ella, era algo esperado.

Se le enseñaron unos ejercicios de respiración buscando que se relajara, se mareó por la oxigenación recibida, pero se sintió bien; después, mientras seguía sentada, se procedío a captar su energía y se culminó rastrillando y haciendo un masaje muy suave en la zona de la cara y la cabeza. Se sintió muy relajada.

Pasó a la camilla boca abajo con un almohadón bajo su panza, repitió el trabajo igual que en la sesión anterior. Pero esta vez, cuando se trabajó en sus pantorrillas y pies, la paciente tenía como espasmos, y dijo: siento que me voy de mi cuerpo, que no estoy en la camilla. Se le preguntó si eso le molestaba y dijo que no, que se sentía muy bien.

Al terminar, se volvió a colocar los imanes tal cual la vez anterior.

Acordamos que a partir de la próxima sesión, empezaríamos a ocuparnos, además, de su sobrepeso.

Casos resueltos en patología de rodillas

Artrosis de rodilla. Sexo femenino, 71 años.

El tratamiento comenzó por la ubicación de imanes de 6 cm de diámetro debajo de la planta de los pies: negativo en el pie derecho, positivo en el izquierdo; en tiempos de veinte minutos, dos veces por día.

Se colocaron imanes de 15 mm de diámetro, en la zona de la bomba plantar, para uso permanente.

Se colocaron imanes de 5 mm de diámetro en la región de la rodilla.

En este momento, la paciente está caminando sin ayuda del bastón.

Dolor de rodillas. Sexo femenino, 59 años.

El diagnóstico médico es gonartrosis. En la primera sesión, se le colocaron imanes de 15 mm, realizando un campo alrededor de la rótula y se ubicaron imanes de 18 mm en las plantas de los pies.

En los días siguientes, se indicó utilizar los imanes de 6 cm de diámetro, ubicados debajo de las plantas de los pies, tres veces por día durante 20 minutos. Se indicó dormir sobre una cama magnética, utilizando el modelo de cinco imanes cuadrados pequeños (sistema Camet). Se cambiaron los imanes de la rodilla y fueron reemplazados por imanes de 15 mm (taiki) en su polaridad negativa en la parte delantera y en polaridad positiva, en la parte posterior de la rodilla (hueco poplíteo).

Al término de 15 días, la paciente manifestó que podía caminar mejor y que estaba descansando profundamente.

Ambas rodillas operadas. Sexo masculino, 49 años.

Siendo deportista, tuvo un serio accidente que le comprometió una de sus rodillas. Luego de cierto tiempo, tuvo que ser intervenido quirúrgicamente de las dos rodillas. Desde entonces, refiere debilidad en ambas piernas y dolores.

La piel de sus piernas está seca y escamosa, lo que indica problemas circulatorios y linfáticos. Presenta fragilidad capilar, tendencia a los hematomas y lenta cicatrización.

Por presentar edema en miembros inferiores, fue tratado por un kinesiológo, pero el edema aumentaba y aparecieron ulceraciones en el tercio inferior de la tibia.

Al comenzar el tratamiento, se indicó la colocación de imanes de 6 cm, para tratamiento general del miembro inferior y la ingesta de agua ionizada para liberarse de las toxinas. Se le sugirió el lavado frecuente de las lesiones en piel con el rociador conteniendo agua sometida a la acción del polo negativo de los imanes. Se utilizaron imanes de 5 mm formando campos y, en otras lesiones que presentaban eritema, se usó la polaridad negativa.

Sobre la úlcera en la pierna afectada se colocaron imanes de 15 mm en polaridad negativa, por encima de la venda que la cubría y luego se utilizaron los rectangulares de 3 x 1 cm.

En las rodillas se aplicó un campo de atracción formado por imanes de 5 mm de diámetro, que luego fueron cambiados por los de 15 mm de diámetro.

Fue citado a los 15 días y manifestó una gran mejoría en la marcha. Las úlceras ya comenzaban a cicatrizar. Se realizó tratamiento para el edema de los tobillos, colocando campos de atracción formados por imanes de 15 mm de diámetro.

Un mes después, se observó que la piel de las extremidades se fue aclarando y recuperando la elasticidad natural.

Al cabo de dos meses de tratamiento, pudo conducir su automóvil sin dificultades al hacer la fuerza correspondiente para manejar los pedales.

Artrosis de rodilla bilateral. Sexo femenino, 82 años.

Presenta dolor agudo en ambas rodillas. Fue tratada con inyecciones sin conseguir un alivio total de los síntomas.

Llegó al consultorio acompañada de dos familiares pues estaba impedida de caminar. Permaneció en cama la mayor parte del día pues no toleraba la intensidad del dolor.

Primera etapa del tratamiento: colocación de imanes de 6 cm de diámetro en modo de tratamiento general básico para el miembro inferior. Al comenzar, el tiempo fue de sólo diez minutos en la primera sesión (para evaluar su respuesta individual) y se fue aumentando hasta alcanzar 30 minutos por aplicación.

Luego de cuatro días de tratamiento diario, con 3 aplicaciones de 30 minutos por día, vino al consultorio y se aplicaron imanes de 15 mm de diámetro, en la parte delantera de la rodilla, en los puntos más dolorosos (polaridad negativa de los imanes).

Se indicó la ingesta de agua sometida a la acción del campo magnético en modalidad bipolar (se trata de una paciente con presión arterial normal).

En la tercera sesión, se le sumó la colocación de dos mini-imanes en polaridad positiva en la parte posterior de la rodilla (hueco poplíteo) y el uso bilateral de imanes de 15 mm en polaridad positiva en la parte posterior del maléolo externo.

A partir de la cuarta sesión, comenzó a caminar lentamente, dentro del ámbito de su hogar y se le indicaron algunos ejercicios suaves para fortalecer sus músculos.

Tres meses después de iniciado el tratamiento, la paciente caminó 15 cuadras sin experimentar ningún tipo de dolor. Se continuó el tratamiento con visitas periódicas al consultorio, aumentando paulatinamente el número de cuadras que caminaba diariamente y le sumó el ejercicio de subir y bajar escaleras.

Actualmente, un año después, la paciente hace controles y continúa con el tratamiento general básico diariamente, mientras que los imanes pequeños sólo permanecen en dos puntos de la parte delantera de sus rodillas.

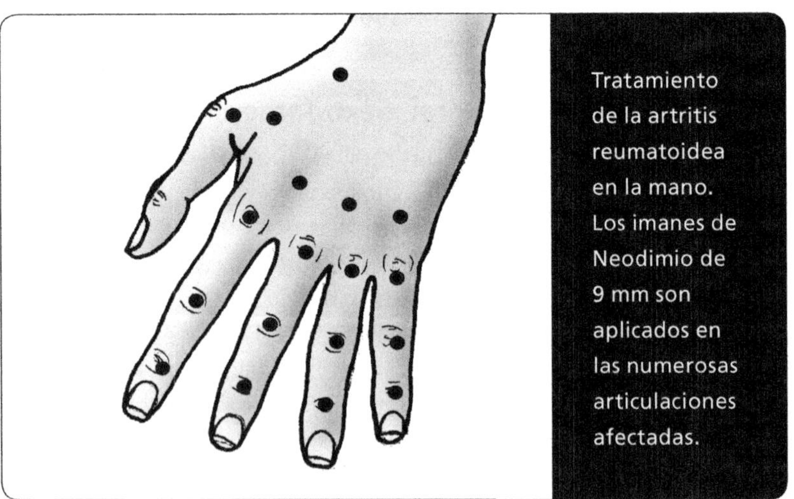

La menopausia.
Una visión integral del dolor
emocional instalado en el cuerpo

Se ha denominado menopausia al cese permanente de la menstruación como resultado de la disminución del funcionamiento ovárico. Los ovarios comienzan a responder cada vez menos a la estimulación de la hormona luteinizante y la hormona folículo-estimulante, segregadas por la glándula hipófisis.

Los ovarios segregan de forma progresiva menor cantidad de estrógenos (hormonas femeninas) y progesterona, conduciendo a detener la liberación de óvulos. Al decrecer la producción de estrógenos se va provocando la inactividad de los ovarios y se acerca el fin del período fértil de la mujer.

Cuando la reducción del nivel de estrógenos es suficientemente importante, no permite la proliferación del endometrio (mucosa del útero) y, por consecuencia, desaparece la menstruación.

¿Qué es el climaterio?

Es un período del ciclo vital de la mujer que dura entre 15 y 20 años. Comprende tres etapas, denominadas premenopausia, perimenopausia y postmenopausia, que se determinan alrededor de la fecha de cese de la última menstruación (o menopausia).

Se considera que el climaterio comienza alrededor de los 45 años, abarcando hasta aproximadamente los 65 años de edad. Se caracteriza por la aparición de un conjunto de fenómenos físicos, entre los que se encuentra la menopausia, que marca la desaparición de la capacidad de concebir hijos.

La disminución de estrógenos en la sangre provoca una serie de síntomas que pueden ser muy molestos en muchas mujeres.

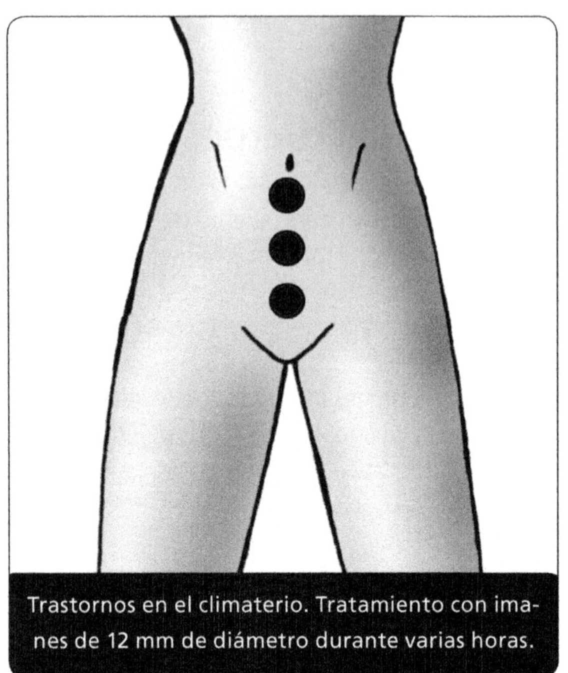

Trastornos en el climaterio. Tratamiento con imanes de 12 mm de diámetro durante varias horas.

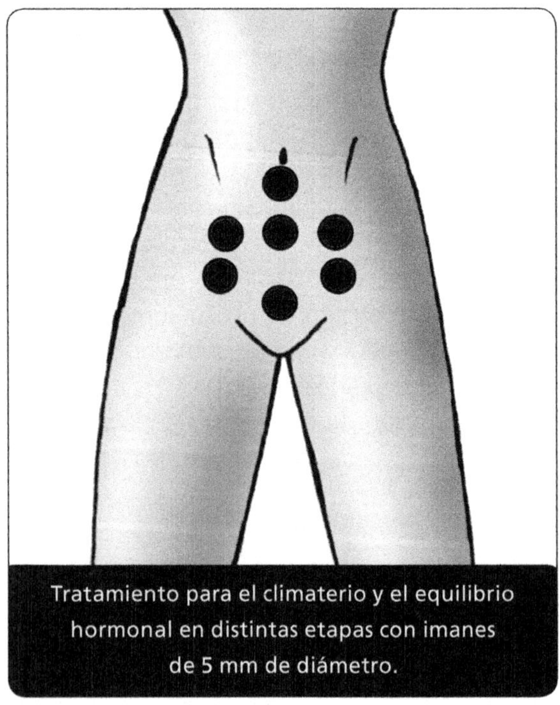

Tratamiento para el climaterio y el equilibrio hormonal en distintas etapas con imanes de 5 mm de diámetro.

Graciela Pérez Martínez

¿A qué edad se produce la menopausia?

La menopausia natural tiene lugar alrededor de los 50 (48-52) años de edad. Los períodos de sangrado menstrual se van haciendo cada vez menos frecuentes e imprevisibles, a causa de la disminución progresiva del nivel de estrógenos en la sangre. El cese total o última menstruación es denominada menopausia (la menarca es la primera menstruación).

¿Cuáles son los síntomas iniciales?

Mencionamos a continuación los síntomas más comunes que pueden aparecer en algunas mujeres:

- Los sofocos, que se caracterizan por una sensación de calor que asciende desde el tórax hasta el cuello y la cara, seguida de enrojecimiento y sudoración. Pueden durar entre 30 segundos y 5 minutos.
- El sudor nocturno, que perturba la calidad de sueño, contribuyendo al cansancio y a la irritabilidad del carácter.
- Los mareos y la sensación de hormigueo en los brazos y las piernas.
- Aumento de la ansiedad, nerviosismo, insomnio, fatiga y cambios en el carácter.
- Disminución del apetito sexual.
- Posibles ganas de llorar y cierto temor al futuro.
- Aumento del estrés y las tendencias depresivas.

¿Cuáles son los síntomas presentes en la perimenopausia?

- Dolores musculares y articulares.
- Alteraciones en la piel, por disminución del colágeno de los tejidos (piel seca, fina, con tendencia a perder la lubricación y la luminosidad).
- Inflamaciones vaginales y uretrales, que pueden presentarse como flujo, picazón, ardor al orinar, aumento de la frecuencia miccional y dolor durante el coito (por falta de lubricación vaginal). La incontinencia urinaria puede estar asociada a la baja de estrógenos.

- Cambios psicológicos y emocionales, tales como tristeza, falta de concentración, fatiga, insomnio, irritabilidad, etc.

¿Cuáles son los trastornos de la postmenopausia?

- Pérdida de la masa ósea, por un balance negativo del metabolismo del calcio (osteoporosis). Los estrógenos están asociados al metabolismo del calcio. El hueso se debilita, se vuelve frágil y se presenta una tendencia a sufrir fracturas.
- Aumento del colesterol total (por aumento del LDL, lipoproteínas de baja densidad).
- Aumento del riesgo de padecer enfermedades cardiovasculares.

¿Es posible aliviar estos trastornos?

Dado que dichos trastornos parecen asociarse a la falta de producción de estrógenos, la medicina oficial suele recurrir al Tratamiento Hormonal Sustitutivo, destinado a suplir la carencia mediante la administración de estrógenos, que pueden ser elegidos entre los sintéticos y los no sintéticos (fitoestrógenos).

¿Qué opciones ofrecen la Imanterapia y la Biomagnética?

La terapia diaria con magnetos grandes para la circulación general y el metabolismo en particular, así como el empleo de biomagnetos pequeños, que se ubican siguiendo las leyes de la energía humana y de la circulación sanguínea.

El Método Camet incluye un aprendizaje para adoptar ciertos cuidados en la alimentación, incorporando en particular tres tipos de alimentos: las proteínas vegetales (soja y sus derivados), los alimentos de alto contenido en calcio (semillas de sésamo, frutos secos, etc.) y los ácidos grasos Omega-3 y 4 (semillas de lino, nueces, aceite de onagra, etc.). A su vez, la combinación adecuada de las polaridades bioeléctricas de cada uno de estos alimentos, conduce al metabolismo equilibrado que evita el deterioro que tanto asusta a la mujer en esta etapa de la vida.

La enseñanza de los movimientos en combinación con el uso de magnetos en los lugares que corresponde, según el tipo de problema que haya que corregir, constituye el denominado Método de Gimnasia Magnética. Ésta es una buena opción para la mujer que no quiera o no pueda disponer el tiempo para ejercicios físicos activos. Se trata de un sistema sencillo en el cual los magnetos hacen gran parte del trabajo, para obtener una ejercitación pasiva con efectos aeróbicos, sin moverse de su casa o de su oficina.

La aplicación de imanes de 5 mm en puntos determinados en el trayecto de los meridianos de acupuntura se recomienda como método para corregir varios trastornos que se presentan en la mujer que atraviesa la etapa de vida que se ha dado en llamar perimenopausia.

Síntomas	Puntos de Acupuntura
Sofocos	IG 11,4
Sofocos falta energía	R 1
Falta energía	R 3
Sofocos	R 6
Pérdida libidinal	R 7
Calma la mente	R 9
Calma la mente, detiene sofocos	P 6
Calma la mente	P 7
Detiene sudores	TR 3
Calma la mente, da energía	E 36
Alivia dolores de cabeza	H 3
Irrigación sanguínea	H 9
Emociones	H 13 Y 14
Regulador hormonal, disminuye retención de líquido	BP 6
Actúa sobre útero (no embarazadas)	BP 9

Dolores	VE 60
Angustia	VC 17
Molestias en huesos	VB 30
Dado que el Sistema Camet de Biomagnética no utiliza agujas de acupuntura, destacamos que en los puntos señalados en la tabla anterior, se dejarán colocados mini-imanes de 5 mm en polaridad adecuada a la necesidad del caso: tonificación o sedación según corresponda.	

Protocolo elaborado por el sistema Camet de Biomagnética

- Ingesta de 20 a 30 cc de agua bipolar por kilo de peso por día.

- Tratamiento básico bipolar en miembros superiores e inferiores 2 veces por día durante 30 minutos.

- Aplicación de magnetos 86 mm ó 55 mm (según masa corporal) sobre ovario derecho e izquierdo polaridad negativa, durante 10 minutos aproximadamente 3 veces por día.

- Magnetos de 15 mm (lentejas) bipolar en ambas plantas de los pies permanentes.

- Tratamiento básico para estrés, biomagnetos 15 mm (lentejas) C7 (séptima vértebra cervical) polaridad positiva, plexo hipogástrico polaridad negativa.

- Mini magnetos permanentes (taikis) sobre ovario derecho (N) y ovario izquierdo (P) durante 15 días.

- Mini magneto permanente (taiki) en tiroides (horquilla).

Si la paciente fuera hipertensa cambiaremos la bipolaridad por la polaridad negativa. En dos meses se regularizarán los períodos menstruales con un notable aumento de estrógenos.

Protocolo para tratamiento en la Menopausia

(Elaborado por Irene Loza, egresada 2004 del Instituto Círculo Azul Camet).

Este protocolo combina aplicaciones provenientes de la Imanterapia y de la Imanpuntura.

Síntomas	Tratamiento
Cefaleas	Imán 5 mm, polaridad negativa en las sienes, se puede agregar entrecejo.
Depresión	Imán 15 mm, polaridad negativa en sienes (H3).
Hinchazón, enrojecimiento, sequedad y prurito de los labios vulvares	Apoyar la base de la columna sobre los magnetos 86 mm, polaridad negativa.
Metritis, ovaritis, salpinguitis	Magnetos 55 mm, polaridad negativa en región ovárica.
Desequilibrio hormonal	Hipófisis (entrecejo). Agujero occipital. Tiroides (horquilla del esternón). Imanes 5 mm, polaridad negativa.
Calambres	En reposo, magneto 86 ó 55 mm polaridad positiva. En movimiento, imanes 18 mm en plantas de los pies, polaridad positiva.

La Terapia con Imanes en la perimenopausia

Protocolo básico:

Ingesta de 20 a 30 cc de agua bipolar por día por cada kg de peso.

Tratamiento básico bipolar en miembros superiores e inferiores 2 veces por día cada una de 30 minutos.

Aplicación de magnetos 86 mm ó 55 mm (según masa corporal) sobre ovario derecho e izquierdo polaridad negativa, durante 10 minutos aproximadamente 3 veces por día.

Magnetos de 15 mm (lentejas) bipolar en ambas plantas de los pies permanentes.

Tratamiento básico para estrés, biomagnetos 15 mm (lentejas) C7 polaridad positiva, plexo hipogástrico polaridad negativa.

Mini magnetos permanentes (taikis) sobre ovario derecho (Norte=negativo) y ovario izquierdo (Sur=Positivo) durante 15 días.

Mini magneto permanente (taiki) en la horquilla del esternón.

Si la paciente fuera hipertensa cambiaremos la bipolaridad por la polaridad negativa. En dos meses se regularizarán los períodos menstruales. Notable aumento de estrógenos.

La osteoporosis

La disminución de la densidad ósea es considerada un proceso natural e inevitable. Sus causas pueden relacionarse con trastornos hormonales, el balance negativo de calcio del metabolismo, la falta de ejercicio físico adecuado y los tratamientos prolongados con corticoides, entre otras.

Soluciones posibles para este padecimiento

- Dormir sobre un colchón magnético para recibir el tratamiento total del cuerpo durante varias horas.
- Tratamiento general para la región superior del cuerpo, 2 veces al día, durante 30 minutos.
- Tratamiento general para la región inferior del cuerpo, 3 veces al día, durante 30 minutos.

- Uso continuado de magnetos rectangulares, de 3 x 1 cm de lado, formando campo de atracción, en las articulaciones que han sido señaladas por su menor densidad ósea, una vez efectuado el estudio de densitometría.

Uso continuado de un cinturón compuesto por magnetos de 15 mm de diámetro, formando campos de atracción, en los casos en que la región lumbar presente dolores recurrentes.

- Uso permanente de un magneto de 5 mm de diámetro, en polaridad negativo, aplicado sobre C7 (séptima vértebra cervical).

Tratamiento en Osteoporosis

La energía magnética se dirige en dirección hacia el corazón, favoreciendo la circulación de retorno.

Se coloca un imán de 10 cm aproximadamente debajo del arco del pie. El efecto producido presenta variantes según la combinación de polos magnéticos y aplicación diversa de dos imanes más simultáneamente.

La combinación de un gran magneto debajo de un pie con otro de la misma forma y tamaño a la altura del hueso isquión del mismo lateral, forma parte de las indicaciones en el caso de la osteoporosis de cabeza de fémur.

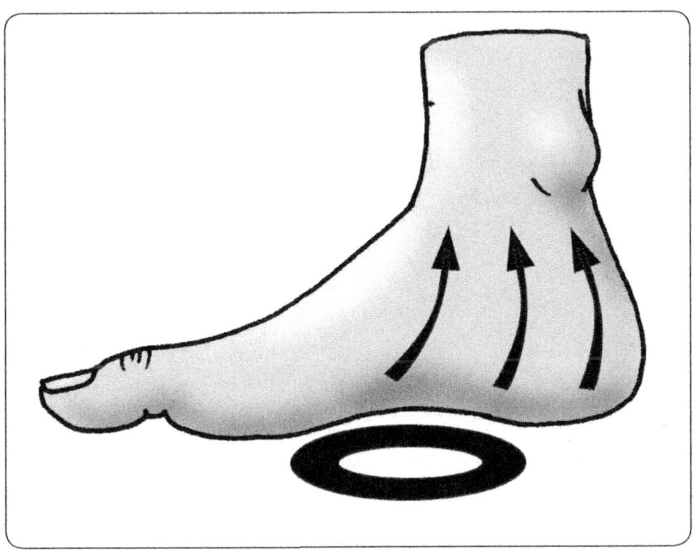

CAPÍTULO 9

Hinchazón, celulitis y trastornos circulatorios

Zonas en que se advierte más fácilmente la hinchazón

La retención de líquidos y su consiguiente hinchazón se hace mayormente visible en las piernas (zona de la rodilla hacia abajo), pecho (particularmente las mamas en la mujer), párpados (que podría estar señalando una posible reacción alérgica, un trastorno cardíaco o un problema renal), manos, dedos y tobillos, siendo estas regiones los extremos del cuerpo, lo que hace que el estancamiento se muestre en forma más notoria.

El papel de la glándula tiroides

Esta glándula es el centro regulador de algunas funciones, de tal modo que incide sobre la retención de líquidos. Su funcionamiento anómalo puede producir disminución de la cantidad de hormona tiroidea, esto conduce a un menor gasto energético y al aumento de peso. En estos casos, se realiza la consulta al endocrinólogo. El tratamiento biomagnético contribuye a la activación de las glándulas, con el objeto de equilibrar la producción de la hormona correspondiente.

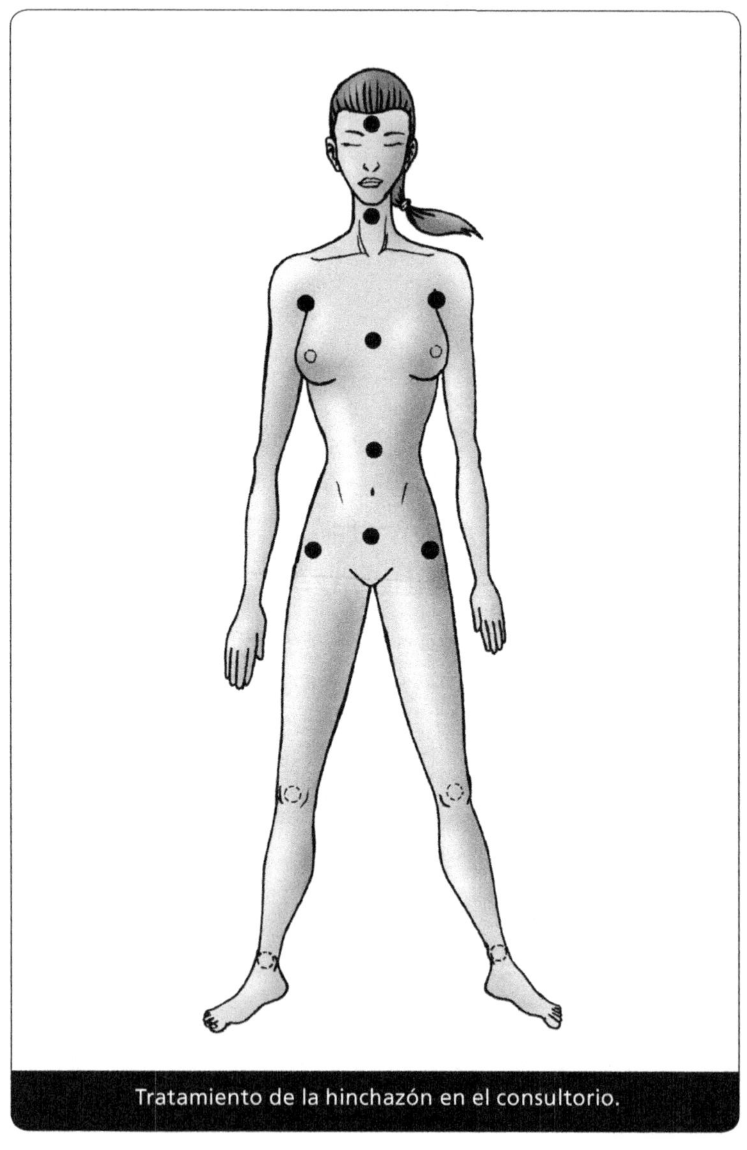

Tratamiento de la hinchazón en el consultorio.

¿Quiénes son afectados por la retención de líquidos?

- Mujeres en el periodo de la peri-menopausia, debido a la ingesta de hormonas para reemplazo hormonal.
- Mujeres en la etapa final del embarazo (retención por compresión de la vena que regresa los líquidos al corazón; esta acción mecánica afecta a los riñones y éstos retienen sodio).
- Mujeres en etapa del post-parto.
- Mujeres en periodo de ovulación y los días previos al sangrado menstrual.
- Mujeres afectadas por el SPM (un 10% de la población mundial).
- Hombres y mujeres cuya dieta es rica en hidratos de carbono simples y grasas.
- Hombres y mujeres con padecimientos de origen cardiaco, hepático o renal.

Cuando a partir de la presión suave ejercida con los dedos sobre la piel, se manifiesta en la zona cierto hundimiento que tarda en ceder, estamos ante un edema importante, que requiere una consulta médica. Aplicando el tratamiento biomagnético local, es posible corregir los efectos indeseados y puede contribuir a la solución de las causas subyacentes. Es necesario conocer las causas que producen estos efectos para tratarlas en todos sus aspectos.

Recomendaciones generales para aliviar los síntomas de hinchazón

- Evitar los alimentos envasados, los conservantes y el exceso de sales de sodio (el ideal es media cucharadita por día de sal de mesa).
- Caminar a paso vivo durante media hora todos los días. Complementar con otros ejercicios físicos, especialmente los que trabajan la región inferior del cuerpo. La gimnasia magnética es un excelente recurso para las personas sedentarias. El ejercicio físico contribuye a disminuir la concentración de estrógenos, bajar el nivel de prolactina, reduce la grasa corporal y controla los niveles de

aldosterona u hormona anti-diurética (tanto la prolactina como la aldosterona hacen un pico durante el ciclo menstrual).

- Acostarse con las piernas en alto, por encima del nivel de la cabeza.
- Drenaje linfático ofrecido por un profesional o adoptar las Técnicas de autodrenaje con biomagnetos.
- Respiraciones profundas, especialmente abdominales
- Control del nivel de la presión arterial. Consulta al profesional correspondiente.
- Control de otros síntomas abdominales. Autoobservación y consulta profesional.

Protocolo indicado por el Sistema Camet de Biomagnética

- Limpieza del hígado por medio del ayuno y la ubicación de magnetos de 15 mm de diámetro en los puntos de detención de la energía del bazo, el hígado y el riñón.

- Limpieza intestinal y limpieza renal utilizando magnetos de 15 mm de diámetro, en polaridades alternadas, abarcando desde la fosa iliaca izquierda hasta la derecha, respetando la dirección norte-sur de las polaridades magnéticas.

- Revisar cuidadosamente la interacción medicamentosa. Evitar el uso de esteroides, excepto por expresa indicación a cargo del médico tratante.

- Conducir al paciente hasta descubrir los aspectos inconscientes profundos y sugerir una psicoterapia, en los casos que fuese pertinente.

- Ingesta abundante del agua polarizada negativa o bipolar, de acuerdo a la historia clínica del paciente. La ingesta de agua ayuda al riñón en su tarea de filtrado y se beneficia la vejiga. Se recomienda el agua mineral de bajo sodio, aunque luego debe ser ionizada por campos magnéticos.

- Baños de inmersión con agua polarizada y sal gruesa.

- Se recomiendan todos los cuidados posibles para no exigir demasiado al sistema cardiovascular.

- Utilizar vestimenta adecuada, que no apriete en exceso, que no sea muy pesada; controlar el tipo de fibras y el exceso de abrigo que no permite un intercambio de aire con el ambiente o que aumente en exceso la temperatura corporal por vasodilatación.

- Utilizar calzado cómodo y de tacones medianos para mejorar la circulación y el retorno venoso para evitar el estancamiento. La altura del taco también es conveniente para cuidar la posición de la columna vertebral, que en algunos casos puede estar relacionada, debido a la parte biomecánica.

- Tratamiento básico del estrés, utilizando biomagnetos de 15 mm, ubicados en la parte posterior del cuello (C7 y complementar con C4) y dos biomagnetos en región del plexo solar (uno sobre el hipogastrio y otro sobre el epigastrio). Enseñar al paciente a bajar los niveles de estrés, a escuchar al cuerpo, a realizar descansos entre las tareas (posición acostado apoyando la región dorsolumbar con el objeto de darle tiempo a los riñones de optimizar sus funciones).

- Complementariamente, se sugiere el control de la presión arterial, y los exámenes de la función renal y hepática.

- Los medicamentos esteroides hacen que los riñones retengan sodio, por tal motivo, los pacientes sometidos a este tipo de tratamiento, tienen menor respuesta al tratamiento con biomagnetos.

Ingerir líquidos para no retener líquidos

El agua es la mejor aliada para eliminar líquidos porque favorece la función diurética. Beber todos los días 8 vasos de agua tratada por campo magnético bipolar y consumir alimentos con alto contenido en agua es imprescindible. Los alimentos ricos en agua favorecen su eliminación. La naranja, la ciruela, la sandía, el ananá, las cerezas, el kiwi y el melón figuran entre las frutas con mayor poder diurético. Las frutas y vegetales tratados por la acción de dos magnetos de mediana densidad, ambos en polaridad negativa creando un campo de rechazo, tienen mayor duración y pueden conservarse fuera del refrigerador, pudiendo ser consumidos a temperatura ambiente.

El potasio favorece la eliminación de líquidos a través de los riñones y el sodio los retiene. Contienen potasio el apio, la cebolla, los puerros, el calabacín, la lechuga, la escarola y el nabo.

Entre las hierbas, encontramos la grama, el estigma de maíz, el fresno y la cola de caballo, recomendada por la presencia del potasio y el sílice entre sus componentes. Si sometemos el agua con la que estamos preparando la infusión a la acción del campo magnético bipolar, luego de haber alcanzado la temperatura deseada, se potencia el efecto benéfico de las hierbas.

El papel que juegan las hormonas

Entre las hormonas que producen retención de líquidos, podemos mencionar la aldosterona u hormona antidiurética y la prolactina. Ambas resultan aumentadas en la segunda mitad del ciclo menstrual, lo que también influye sobre la retención. Esto no tiene nada que ver con la sensación de vejiga llena. Tal vez la mujer orine menos porque llega un menor filtrado al riñón; pero el ardor, el espesor y el color de la orina así como la sensación mencionada, no tienen que ver son el SPM sino con problemas urinarios o renales. Para una correcta evaluación del caso, es conveniente descartar la presencia de quistes, endometriosis o patologías de riñón que, una vez diagnosticados, requieren de otros tratamientos donde es posible complementar el tratamiento tradicional y el tratamiento con biomagnetos en forma local y en terapia general.

La mujer embarazada

Durante el embarazo, la mujer presenta una fuerte tendencia a la retención de líquidos, debido a la compresión de los vasos principales por donde circula la sangre por las venas hacia el corazón. El aumento de tamaño del útero comprime los vasos y llega menos sangre al corazón; el retorno venoso se hace lento. Al salir de la venas, se acumula agua en las células y se presenta el edema. Se considera que un edema es muy importante cuando al ejercer presión con el dedo en ciertos sectores, queda una marca muy notable.

El síndrome premenstrual

En los días previos al periodo menstrual, algunas mujeres llegan a almacenar en su cuerpo hasta tres kilos de líquidos, lo que ocasiona un sobrepeso de tres kilos. Sin embargo, ese aumento no es real.

La típica retención de líquidos es la causante de malestares físicos y estéticos. Siempre que hablamos de líquidos, su componente principal es el agua. En este caso, se trata del líquido que se acumula entre las células (líquido intersticial), no de un aumento de kilos de peso, que es con lo que se suele confundir este problema.

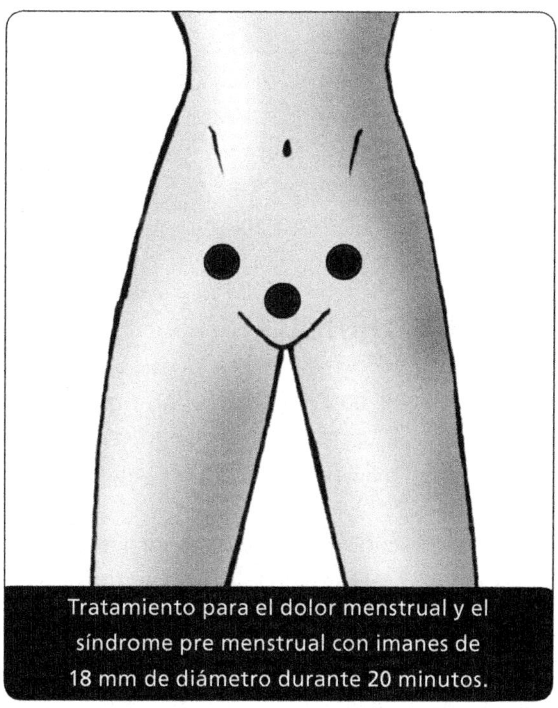

Tratamiento para el dolor menstrual y el síndrome pre menstrual con imanes de 18 mm de diámetro durante 20 minutos.

¿Por qué se produce el síndrome premenstrual (S.P.M.)?

Se están estudiando distintas causas posibles para este problema, variables según los diferentes organismos. En la segunda mitad del ciclo, o sea 15 días antes de la menstruación, se produce un desbalance entre los estrógenos y la progesterona. Los estrógenos aumentan en relación con la progesterona y este desequilibrio entre las hormonas sexuales desata la retención hídrica. En esa segunda mitad del ciclo también aumenta una hormona que se llama aldosterona (u hormona antidiurética) y es la que participa activamente en la retención de líquidos, sobre todo en el nivel de los riñones. Por otra parte, la mujer tiende a ingerir hidratos de carbono (alimentos que tienen glucosa, tales como pastas, dulces, repostería) porque en esta etapa, la insulina (hormona que regula el metabolismo de la glucosa) está en baja. Por lo tanto, el aumento de estrógenos, de prolactina y de aldosterona en la sangre, sumado al mayor consumo de hidratos para compensar la insulina, origina un aumento de peso.

Se habla de una ganancia de peso real sólo en el caso en que, debido a esta tendencia a comer dulces, una mujer acumule grasas a lo largo de varios ciclos menstruales, que permanecen estables hasta el siguiente ciclo. En cuanto a los demás líquidos que se retienen habitualmente en esta etapa, desaparecen al producirse la menstruación.

Tiroiditis de Hashimoto

Considerada como una patología auto inmune, puede estar indicando dolor emocional sin resolver. Es de frecuente presentación en el sexo femenino y suele relacionarse con estados de gran tensión y auto exigencia.

Es posible que se presente el siguiente cuadro de situación: retención de líquidos, edema en el rostro, tobillos y muñecas.

Aplicar el siguiente protocolo Camet de Biomagnética:

- Tratamiento general básico para la región superior e inferior del cuerpo. Se acompaña con la ingesta de agua ionizada en modalidad bipolar.

- Se practica el drenaje linfático con apósitos compuestos por magnetos de 15 mm, una vez por semana, durante un mes.

- Se indica el uso diario de tobilleras confeccionadas con imanes esféricos de alta densidad, bilateralmente y pulseras del mismo material en ambas muñecas.

Pueden alcanzarse los siguientes resultados: aumento de la humedad natural en la piel de todo el cuerpo. El rostro tiende a deshincharse y se puede alcanzar una importante pérdida de peso. Desaparición total de los edemas en tobillos y muñecas, aumento de la energía vital general y engrosamiento del calibre capilar.

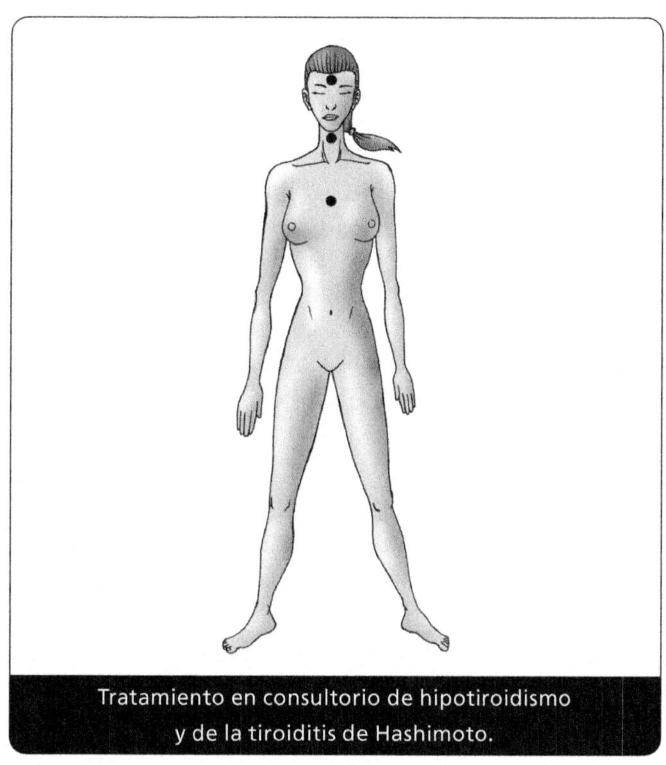

Tratamiento en consultorio de hipotiroidismo y de la tiroiditis de Hashimoto.

Celulitis

El Tejido conjuntivo se compone de células, fibras y colágeno. Las células van desde las células fijas, tales como los fibrositos o fibroblastos, hasta células relativamente móviles tales como los histiocitos que participan del sistema de defensa denominado sistema retículo endotelial.

Las fibras son de tres tipos: las colágenas que se agrupan en haces, las reticuladas y las elásticas.

En función de la manera según la cual se agrupan células y fibras, el tejido conjuntivo es denominado de distintas formas:

- Cuando las células dominan, se llama tejido reticulado y su rol es la defensa. Es importante en la piel, el bazo, los ganglios linfáticos, la medula ósea, el hígado y las glándulas. Se caracteriza por sus funciones de fagocitosis y la creación de anticuerpos.

- Las células cargadas de grasa forman el tejido adiposo. Si las fibras colágenas predominan, los tejidos se denominan modelados. Son los tendones, las cápsulas, las aponeurosis, los ligamentos y las fibras en general. En el caso de las fibras elásticas, los tejidos se hallan más compactos y plásticos, tales como los ligamentos amarillos, las cápsulas articulares, las túnicas vasculares y nerviosas. Si las fibras son menos numerosas, los tejidos se aflojan y permiten ciertos desplazamientos de órganos y estructura ósea.

Siendo un tejido de múltiples funciones, el tejido conjuntivo cumple muchos roles, tales como el de defensa, el de nutrición, el de drenaje (linfático), el de conducción (sangre, linfa), de almacenamiento de líquidos y grasas.

Ciertos tejidos conjuntivos tienen la función de protección y otros la de formación, siendo el punto de partida de ciertas estructuras, como los huesos y los tendones. Los tejidos encargados de la reparación, cicatrización, formación de callo óseo y otras funciones de sostén, también son parte del tejido conjuntivo.

Con referencia a la piel, el tejido conjuntivo tiene el rol de respiración, de absorción y de protección, manteniendo el pH óptimo de la piel en 3,78.

Los incidentes externos traumáticos pueden interferir en algunos órganos y luego se trasmiten mostrando algunas señales en el aspecto de la piel. Esto se debe a que se altera la textura del tejido conjuntivo. Pero si dicho tejido se normaliza, aplicando las maniobras adecuadas, la vía refleja actuará a favor del órgano como camino de ida y vuelta.

Es posible comprobar el cambio patológico del tejido conjuntivo y actuar sobre el mismo, para equilibrar los segmentos. Se puede apreciar una retracción como indicio de trastorno en el tejido conjuntivo.

Son consideradas zonas de diagnóstico la parte posterior y anterior del tronco, el rostro, la cabeza y la planta de los pies.

Órganos tales como la vejiga, el colon, el sistema genital, el intestino delgado, el hígado, la vesícula biliar, el corazón y el estómago, se manifiestan en la piel del rostro, para llamar la atención sobre los órganos correspondientes. El examen de los tejidos faciales permite conocer el estado funcional de la víscera asociada al trastorno. Al trabajar sobre las vías reflejas, el estado de la piel evoluciona favorablemente. Podemos trabajar con el paciente sentado o acostado. El tratamiento local sobre la piel dependerá del trastorno que se trate y de los músculos que haya que fortalecer. Una buena piel refleja un sostén muscular sano y tonificado.

Los tratamientos complementarios que conviene indicar al paciente comienzan por los cuidados en la alimentación, especialmente la desintoxicación.

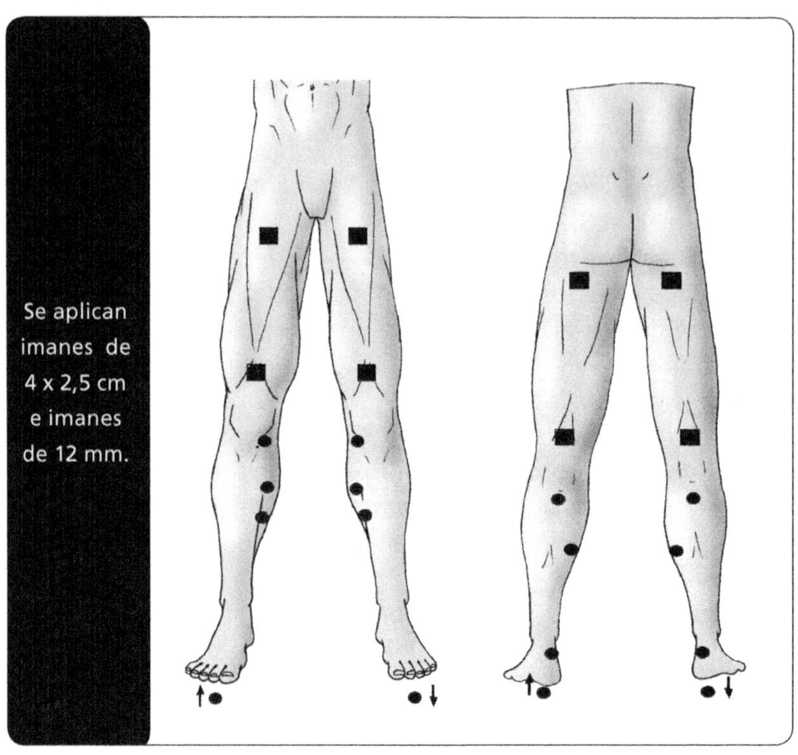

Retención y celulitis: su vínculo

Entre la celulitis y la retención de líquidos, existe una relación de causa y efecto. Si la acumulación de líquido permanece se inicia un proceso inflamatorio que provoca, a largo plazo, un endurecimiento del tejido adiposo que lleva a la aparición de la celulitis. Ésta se manifiesta de diversas maneras: En la fase inicial (edematosa) su relación con la retención hídrica es muy evidente. La celulitis se caracteriza por la formación de edemas y la pesadez en las piernas, debido a la circulación en los capilares, cuyas paredes permeables tienden a hacer fluir líquido hacia los espacios intersticiales. Se trata de un tercer espacio ubicado fuera de las venas y las arterias, razón por la que el riñón no puede detectar su presencia. Cuando hay retención de líquidos, una parte importante se escapa de los vasos sanguíneos y pasa al sistema linfático aumentando el volumen de la linfa.

Trastornos de la piel y del tejido colágeno

- Dieta purificadora es el primer paso (limpieza hepática).
- Alimentación por equilibrio de las polaridades electromagnéticas.
- Equilibrio de la ingesta de alimentos anti-oxidantes (soja, cítricos, y otros).
- Ejercicio físico suave, moderado y oxigenante.
- Ejercicios respiratorios de efecto sedante y de ventilación pulmonar.
- Tratamiento general del Sistema Neurovegetativo.
- Liberación de los bloqueos emocionales.
- Tratamiento para liberar niveles de ira, colocando dos biomagnetos de 3 mm de diámetro, sobre el hueso nasogeniano.
- Relajación general, ubicando magnetos rectangulares de 3 x 1 cm en polaridad negativa, sobre los plexos nerviosos.
- Evitar los vasodilatadores periféricos, permitir al cuerpo dilatar naturalmente sus vasos en la medida en que lo necesite. Se aplica el campo magnético negativo, para el tratamiento local.
- Evitar el efecto "ventosa" y cambiar por la absorción con magnetos grandes, en polaridad negativa, sin apoyar sobre la piel, realizando movimientos continuados en forma de círculos dextrógiros.
- Evitar el contacto con el viento (incluyendo secadores de cabello y otros), especialmente en las pieles sensibles y en el resecamiento cutáneo.
- Mantener la humedad de la piel con rocío de agua sometida a los campos magnéticos.

Se sugiere evitar los tratamientos en que se practiquen maniobras que ejerzan excesiva fuerza, ya sea por obra de las manos o de aparatos mecánicos, pues los tejidos frágiles tienden a padecer flaccidez y las terapias inadecuadas producen alteraciones bioquímicas del tejido colágeno.

Trastornos circulatorios

El estancamiento venoso se produce por efecto de la ley de la gravedad. Pasar muchas horas sentado o parado conduce a padecer trastornos circulatorios. La persona que lo padece siente cansancio y pesadez en las piernas y además suelen lucir hinchadas, pues la sangre se acumula en la parte inferior del cuerpo.

Tratamiento general

Las personas que ejercen tareas sedentarias deben levantarse de su silla y estirar las piernas, moverlas y caminar un poco, cinco minutos luego de cada hora de haber permanecido sentado. Al mover las piernas, los músculos se contraen y ayudan a impulsar la sangre hacia el corazón, evitando que las venas se sobrecarguen. Practicarán tres o más veces por día el tratamiento general básico para miembros inferiores, utilizando magnetos de 4 mil Gauss .

Para impulsar la circulación de retorno es posible mantener cierta presión en los tobillos, colocando apósitos compuestos por seis biomagnetos de 1,5 cm de diámetro, en distribución que forme un círculo, produciendo una corriente continua.

El ejercicio físico es excelente para activar la circulación y puede ser complementado por la gimnasia magnética. Se trata de ejercicios suaves, localizados, con la ayuda de los magnetos (a modo de precalentamiento) que no exigen esfuerzo a los músculos, no producen cansancio y pueden practicarse en cualquier momento y en cualquier lugar.

El agua muy caliente es inconveniente, la cercanía de estufas o fuentes de calor en general pueden producir dilatación de las venas y acumulación de sangre en la región expuesta.

Los ejercicios de rotación y extensión de los pies contribuyen a la disminución del edema y al buen retorno. Es conveniente acompañarlos con el uso de biomagnetos rectangulares de 3 cm de largo, colocados bilateralmente.

Los baños con agua sometida a campos magnéticos, a temperatura ambiente, estimulan la circulación.

El calzado adecuado es importante, tanto en calidad como en la altura del taco. Utilizar magnetos de 2,5 cm de diámetro en forma de disco en polaridad negativa en ambos pies contribuye al retorno venoso y pueden permanecer colocados todo el día.

Las plantillas circulatorias están compuestas por 3 biomagnetos de 15 mm de diámetro, distribuidos en la siguiente forma: uno debajo de la articulación del dedo grande con el segundo dedo, uno en el centro del arco del pie y el tercero en el centro del talón.

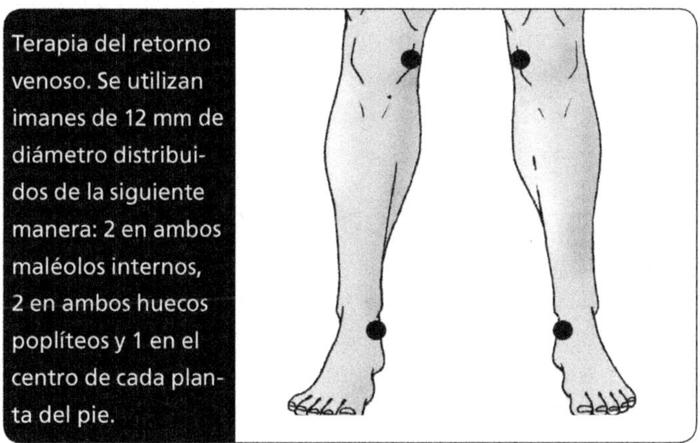

Las várices se originan a partir de un debilitamiento de la pared venosa

La dilatación de la pared de las venas les quita fuerza y dificulta el retorno de la sangre que debe volver hacia el corazón, en contra de la ley de la gravedad. Cuando la vena ha perdido la consistencia y ha aumentado su tamaño, las dificultades aumentan.

Las várices aparecen por distintas causas, tales como la posición del pie, el peso corporal excesivo, el sedentarismo, el uso de las fuentes de calor localizadas (estufas, baños calientes, cera depilatoria) y los trastornos hormonales.

Cuestionario a realizar antes de iniciar un tratamiento circulatorio

¿Tiene antecedentes familiares?
¿Toma anticonceptivos orales?
¿Le han practicado cirugías en las piernas?
¿Ha sufrido traumatismos en los miembros inferiores?
¿Padece de hinchazón frecuente en las piernas?

¿Siente excesivo cansancio al caminar?
¿Tiene o ha tenido problemas de obesidad?

El presente cuestionario sirve a los efectos de poder evaluar el tiempo de duración del tratamiento biomagnético para las várices, la frecuencia de las sesiones y el tipo de apósitos que será necesario preparar para el tratamiento ambulatorio.

Distintos tipos de problemas venosos

Las dilataciones anormales y permanentes de las paredes venosas, suelen presentarse en la parte inferior del cuerpo; entre ellas es posible mencionar a las hemorroides (várices en el recto), el varicocele en el hombre y las várices en la vagina de la mujer embarazada. Las várices más conocidas son las que se presentan en el tercio inferior de la tibia, así como en la cara interna de ésta y en la cara interna del muslo.

Se menciona una predisposición hereditaria y se insiste en los factores hormonales que convierten a la mujer en frecuente víctima de este padecimiento. La vida sedentaria, el sobrepeso, el tabaco, la alimentación, las obligaciones profesionales y otros factores son tenidos en cuenta en el momento de proponer un tratamiento eficaz.

El tratamiento con biomagnetos de mediana y baja densidad da excelentes resultados. El progreso del tratamiento puede ser lento debido a la falta de oxígeno que caracteriza a la sangre venosa.

¿Cómo se transporta la sangre en el cuerpo?

La sangre es transportada desde el corazón, por las arterias, hacia todo el cuerpo y luego es conducida hacia el corazón, desde las piernas, por las venas. La red de venas superficiales se conecta con las venas profundas por medio de las venas perforantes. Las contracciones musculares bombean la sangre hacia el corazón; en la fase de relajación las venas se expanden y absorben sangre de las venas superficiales. Las venas disponen de válvulas que se abren y cierran para permitir el ingreso de sangre o impedir el retorno. Si las válvulas no cierran, la sangre vuelve a las venas superficiales, éstas proceden a dilatarse por el aumento de presión y se hacen visibles. Si el proceso se repite muchas veces, las paredes venosas quedan dilatadas en forma permanente.

Las venas dilatadas suelen aparecer con frecuencia, en la parte posterior de la pantorrilla o en la cara interna de la pierna y los tobillos.

Debido a la gran distancia en su recorrido de vuelta hacia el corazón, venciendo la ley de la gravedad, el trabajo de bombeo desde la planta de los pies debe ser ayudado por medio de la colocación de biomagnetos de mediana y alta densidad, debajo de la planta de ambos pies, en su polaridad negativa y en forma diaria, incluso en el caso de personas que no presentan trastornos del retorno venoso pero que tienen una vida relativamente sedentaria.

¿Qué es la tromboflebitis?

Cuando una pierna se presenta dolorosa, caliente, edematizada, aumentada en diámetro, es posible que se trate de una tromboflebitis. Se trata de una inflamación de la vena, debida a una infección o a la presencia de una herida. La circulación se hace más lenta y los coágulos de sangre (trombos) se adhieren a la pared venosa. La aplicación de apósitos a los cuales se adhieren biomagnetos de 15 mm de diámetro en polaridad negativa, absorbe el exceso de calor localizado y calma las molestias. Una vez que la presencia del calor y dolor haya disminuido, se procede al tratamiento por aplicación de campos magnéticos de atracción.

Consecuencias de los trastornos circulatorios

La vena afectada puede aumentar mucho de tamaño, producir dolor intenso, se hace sensible al tacto, puede aparecer prurito (picazón), edema, cambios de pigmentación, eczema y úlceras. Los golpes y lesiones en las piernas afectadas por venas varicosas, pueden conducir a una hemorragia severa.

El tratamiento preventivo es la mejor opción pues evita que se presenten las consecuencias mencionadas.

Sistema Camet de Biomagnética en los trastornos circulatorios

Tratamiento general para la región inferior del cuerpo, dos veces al día, durante 30 minutos:

- Uso permanente de biomagnetos de 18 mm de diámetro, en polaridad negativa, en la planta de ambos pies.

- Uso de tobilleras confeccionadas con biomagnetos de 100 ó 200 Gauss de llegada al cuerpo. Se elige la potencia de acuerdo al estado del paciente.

- Uso de apósitos confeccionados con diez biomagnetos, formando campos de atracción y en forma de círculo, durante toda la noche.

Trastornos del sistema linfático

Es un sistema del que dependen, en gran parte, la longevidad y la "juventud eterna". Tiene funciones muy importantes para el organismo: en primer lugar es el sistema limpiador, el encargado de eliminar los desechos o sea que si no está funcionando bien aparecen edemas, forúnculos, granitos, etc. Cuando tratamos el sistema linfático podemos modificar el cuerpo eliminando acumulaciones que aparecen, por ejemplo, en la entrepierna. También dolores de artrosis debidos a las toxinas que no hayan sido eliminadas correctamente.

El drenaje linfático produce una limpieza que, desde el punto de vista de la salud, significa mejor estado de la piel; además, es el encargado de la nutrición, es la sangre blanca, es decir que una linfa sucia equivale a contaminación orgánica.

También es la encargada de distribuir y fabricar las defensas de nuestro organismo, los glóbulos blancos; es fundamental para el mejor funcionamiento del sistema inmunitario.

Lamentablemente es el sistema menos dotado y primitivo del organismo humano. Se compone de una serie de vasos y cisternas pero carece de una bomba propia que estimule el movimiento ascendente, en dirección a las cisternas. Lo habitual es que funcione de regular a peor, produciendo envejecimiento cutáneo, tendencia a dolores articulares y acumulación de toxinas, inclusive en el nivel cerebral, lo cual produce síntomas de cansancio. Es decir que, cuando el sistema linfático no está funcionando correctamente, hay exceso de toxinas en el organismo, que conducen a trastornos físicos, inclusive cardiacos, que pueden estar más o menos disfrazados.

Con la edad, el sedentarismo y la falta de actividad física, aumentan las dificultades y las necesidades del sistema. Es importante mantenerse activo haciendo caminatas matinales diarias, suaves ejercicios aeróbicos o yoga, con la misma asiduidad con la que nos alimentamos. Por ejemplo, es posible perder peso, casi sin hacer dieta, manteniendo el sistema linfático en buenas condiciones, porque al eliminar las toxinas los nutrientes que se asimilan son de mejor calidad.

Un buen drenaje linfático manual demanda un mínimo de 3 horas de intenso trabajo de un profesional. Podemos reducir a una hora la tarea, aplicando los imanes. Los drenajes parciales no cumplen las funciones limpiadoras de máxima eficacia.

Los científicos Pecquet y Bartolín, describieron al SL y sus funciones recién en el siglo XVII. Pecquet descubre la cisterna que lleva su nombre, ubicada en el vientre, en la zona sacra, entre los huesos ilíacos y el ombligo y que descarga en el Gran Linfático.

Otra parte importante es el triángulo de Scarpa, que abarca la región del pubis y la entrepierna.

Casos en los que está indicado el drenaje linfático:

- El síndrome premenstrual que puede provocar edema de tobillos, del hueco poplíteo, dolor de cabeza, entre otros síntomas. Se debe a la retención de líquidos por funcionamiento inadecuado del SL. También puede presentarse la retención de líquidos debida a las alteraciones hormonales, de los estrógenos o de la prolactina.
- El estrés está muy relacionado con todos los trastornos linfáticos. Hay una serie de síntomas, tales como el desgano y la depresión,

que pueden ser de origen emocional pero que tienen un substrato biológico por deficiente funcionamiento linfático. Se trata de un tejido adenoide muy sensible y toda alteración emocional lo afecta muchísimo.

- Personas con disfunciones renales.
- Para mejorar la inmunidad natural.
- Para la regeneración de los tejidos (heridas).
- Para la distensión abdominal.
- Para todo tipo de tratamientos de rejuvenecimiento y pérdida de peso.
- En la insuficiencia venosa.
- El linfoedema puede ser primario o secundario, tal como en el caso de la mastectomía. Aparece luego de una cirugía donde se retiran los ganglios axilares.
- El primario puede ser en el caso de la "elefantiasis". Generalmente, existe una predisposición; el linfoedema empieza en la pubertad y al principio no es muy notorio. En general afecta más a una pierna que a la otra y los poros se hallan muy dilatados.
- La celulitis también es un trastorno del SL, que aumenta en directa relación a los niveles de estrés.
- El estrés afecta negativamente el equilibrio de los aminoácidos y los niveles de cortisol en la sangre. La cabeza, la cara y el cuello alojan la mayor cantidad de vasos, ganglios y cisternas. La persona estresada se halla sometida a tensiones. El alto nivel de estrés, también afecta a todos los vasos linfáticos.

El drenaje linfático se aplica también en:

- Los problemas capilares, cuando el pelo está debilitado o ha perdido su calibre.
- El acné "rosácea", ya que mejora su aspecto pues se reduce la dilatación de los capilares.

Descripción de algunas técnicas del Método Camet de Terapia Biomagnética para realizar el Drenaje Linfático

Es recomendable comenzar el tratamiento de drenaje linfático colocando al paciente en posición decúbito de prono (boca abajo). Se coloca un apósito confeccionado con seis biomagnetos de 15 mm de diámetro, en modo de corriente continua, en la región del maléolo interno, bilateralmente.

Se ubica otro apósito de iguales características, sobre el hueco poplíteo y siguiendo la línea media, se colocan magnetos rectangulares de 3 x 1 cm, en polaridad positiva, para estimular los músculos isquio-tibiales y los gemelos.

Se utilizan magnetos de 15 mm de diámetro ubicados sobre los espacios intervertebrales en su polaridad negativa y se complementa con otros similares en su polaridad positiva, siguiendo la cadena de ganglios linfáticos que se encuentra lateralmente, a lo largo de la espina dorsal.

En el caso de edema localizado en la región dorsal alta, se ubica el mismo tipo de magnetos, siguiendo la línea de los hombros.

Al finalizar las maniobras de la región posterior del cuerpo, el paciente adopta la posición decúbito supino (boca arriba) y se practica el siguiente protocolo:

Se coloca un magneto de formato curvo, en polaridad positiva, debajo de la región del tendón de Aquiles, en forma bilateral.

Se ubica un magneto de 6 cm de diámetro, o uno de modelo cuadrangular en su polaridad positiva, debajo de cada hueco poplíteo.

Se utilizan magnetos planos de 3 cm de diámetro (potencia de 4000 Gs), en polaridad positiva ubicados por encima del maléolo interno, bilateralmente.

Se adhiere un apósito de algodón prensado, compuesto por seis magnetos planos de 2 cm de diámetro (potencia 4000 Gs) alternando los polos negativo y positivo.

Se ubica un magneto en polaridad positiva, en el centro del conjunto. Se coloca sobre el Triángulo de Scarpa (región de los músculos abductores).

Se coloca otro apósito de las mismas características, confeccionado con mini-imanes (denominados taiki) en la región del tórax.

Graciela Pérez Martínez

En la región del plexo solar (zona del Gran Linfático) se coloca otro dispositivo de similares características, confeccionado con magnetos de 15 mm de diámetro.

Se estimula la Cisterna de Pecquet (región ilíaca) colocando un apósito igual que el mencionado en el ítem anterior.

En la región cervical (C3-C4), se ubica un apósito similar al que utilizamos para la región del tórax.

Debe estimularse suavemente el trayecto de las arterias carótidas, con las yemas de los dedos y colocarse biomagnetos de 15 mm, que permanecen adheridos durante 15 minutos.

Se colocan apósitos tales como los antes mencionados, confeccionados con biomagnetos de 15 mm de diámetro, en la zona del plexo braquial y en la región axilar en forma bilateral.

El tratamiento consiste en varios pasos a continuación de los mencionados, pero su descripción excede los límites de esta obra.

Calambres musculares

Se trata de una contracción repentina e involuntaria, muy dolorosa, de los músculos de la pierna o del pie. Son más frecuentes durante los días del verano por tener origen en un desequilibrio electrolítico, o sea, que se produce una descompensación entre los minerales que circulan en la sangre, la pérdida de calcio, magnesio y potasio con el sudor. Pueden producirse en movimiento o en reposo. En el estado de reposo, se manifiestan con el cambio de posición. Si sucede durante el ejercicio físico, se presenta en forma de contracción debida al exceso de esfuerzo. La localización más frecuente es en la pantorrilla o en el pie. Se caracteriza por un dolor agudo, que deja sensaciones dolorosas en la zona, aún después de que el episodio ha terminado.

Recomendaciones generales que acompañan a la Terapia Camet

- Aumento del consumo de sales de magnesio y potasio (frutas frescas y sus jugos).

- Evitar la actividad deportiva excesiva en los días muy cálidos.

- Ingesta abundante de agua bipolar antes, durante y al finalizar la actividad deportiva.

- Utilizar dispositivos biomagnéticos adheridos en la parte posterior de la pierna o rodilleras compuestas por magnetos de 15 ó de 18 mm de diámetro, variable según el peso, la edad y el estado general del paciente.

- Utilizar plantillas biomagnéticas o un magneto de 18 mm de diámetro, polaridad sur, en la planta de los pies.

Los imanes en la terapia del dolor

El dolor es el que anuncia que "algo no anda bien", sin embargo es probable que nos conduzca a la automedicación y a la búsqueda de soluciones rápidas para combatirlo.

El riesgo de la automedicación es muy amplio y conocido, pues estamos escondiendo un llamado de atención natural que debería encaminarnos hacia la búsqueda de ayuda profesional y además nos expone a los riesgos de los efectos secundarios.

Es necesario distinguir la diferencia entre el dolor agudo y el dolor crónico. En el primero, las sensaciones pueden ser pasajeras y rápidamente controlables. Aunque también puede presentarse como un sufrimiento muy fuerte (cólicos, fracturas, infarto de miocardio, entre otras). El segundo se caracteriza por su persistencia en el tiempo. En este caso, se presenta un fenómeno de sensibilización en los sistemas nervioso central y periférico. El nervio conductor del mensaje doloroso queda adherido a dicho mensaje, como si hubiese almacenado una memoria del mismo, y las sensaciones dolorosas parecen prolongarse por tiempo indeterminado.

Actualmente, se ha desarrollado un área de la medicina, denominada "Medicina del Dolor". Esto nos ilustra de la importancia del dolor físico, que influye en el carácter y en el comportamiento de las personas, puede conducir a estados emocionales de ansiedad generalizada, de temor, de angustia, de ira o de depresión. Una persona con dolor crónico está limitada en las acciones de su vida cotidiana, en el plano laboral, relacional, familiar y demás. Puede convertirse en un dependiente de fármacos antiálgicos o de psicofármacos de toda clase, debido a la desesperación que el dolor le genera.

Cuanto más tiempo haya pasado desde el momento en que la sensibilización de los nervios comenzó, mayores serán los obstáculos que se presenten para lograr revertirlo

Los pasos a seguir comienzan por el sistema de "bajada del umbral de sensibilización" por medio de la aplicación de campos magnéticos

La dosificación de las radiaciones magnéticas de baja frecuencia es realizada por el Técnico en Magnetoterapia y Biomagnética. Se aplican técnicas que se dirigen al Sistema Nervioso y al Sistema Endocrino para producir la analgesia natural, que activa los disparadores de bloqueadores fisiológicos del dolor. Las propias endorfinas del paciente se ocupan del proceso que conduce a bajar los niveles de dolor hasta lograr su desaparición total. Conjuntamente con el tratamiento del dolor, se aplican las técnicas que correspondan a cada caso para actuar sobre el origen de la patología de base que lo está generando.

Por otra parte, la estimulación de los músculos producida por los campos magnéticos contribuye aumentando la capacidad aeróbica y activando las endorfinas.

El profesional idóneo en Terapia Biomagnética debe recibir una formación adecuada que lo prepare para conocer las vías nerviosas del organismo humano. Al producirse determinado tipo de dolor, es posible acudir a las vías nerviosas que lo transmiten hacia el sistema nervioso central y proceder a bloquear el mensaje con la aplicación del tipo y polaridad de magnetos que hiciera falta.

Dolor de espalda

El 75 % de la población adulta y un alto porcentaje de adolescentes y niños padece en algún momento dolor de espalda. El más frecuente es el dolor lumbar, seguido luego de las cervicodorsalgias. Las aplicaciones de magnetos de campo permanente son muy eficaces en todos los problemas músculo esqueléticos. Se producirá el alivio de los músculos contraídos y el ingreso de oxígeno a los tejidos. El campo magnético de baja frecuencia equivale a una gimnasia pasiva, lenta y continuada. Al cabo de tres meses, logrará fortalecer los grupos musculares encargados del sostén de las piezas óseas. Otros efectos terapéuticos se van obteniendo por la aplicación continuada de magnetos permanentes.

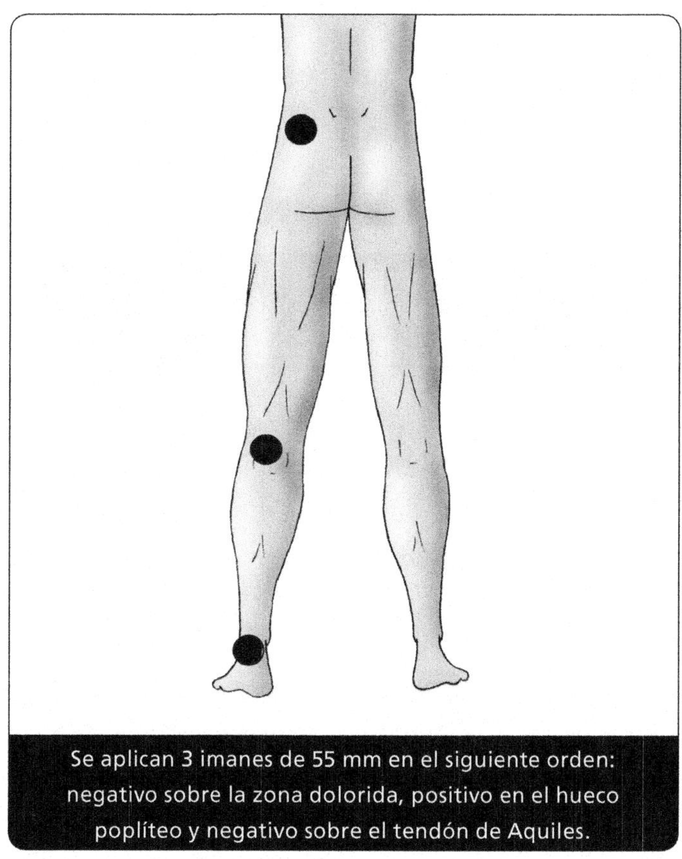

Graciela Pérez Martínez

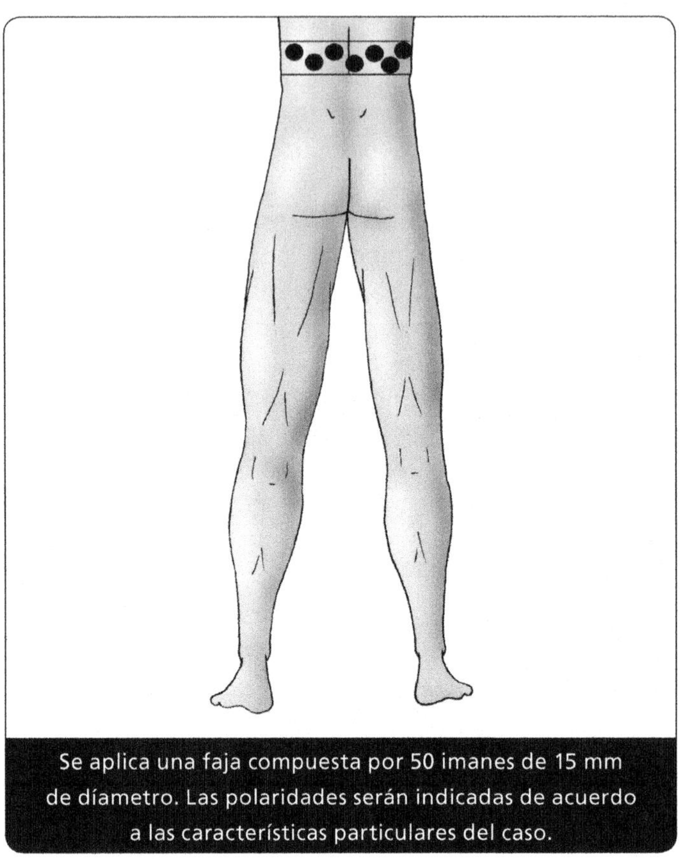

Se aplica una faja compuesta por 50 imanes de 15 mm de díametro. Las polaridades serán indicadas de acuerdo a las características particulares del caso.

Dolor abdominal

Una vez que ha sido descartada toda causa orgánica de mayor entidad, podemos aplicar tratamiento de campos magnéticos para este tipo de dolores.

Entre los dolores que presentan respuesta inmediata, mencionaremos: dolor en el epigastrio, dolor a consecuencia de inflamaciones intestinales, dolor por excesiva secreción de jugos gástricos, dolor por tensiones abdominales, etc.

Dolores articulares

Frecuentes dolores en distintas articulaciones pueden responder a distintos orígenes, de los cuales se ocupa el profesional de la medicina. Los campos magnéticos pueden evitar que el paciente tenga que recurrir a los analgésicos y anti-inflamatorios para deshacerse de las molestias.

Dolor de muelas

El dolor puede provenir de una pieza en particular (diente o muela determinado) o presentarse generalizado. El origen puede ser: las caries dentales, la gingivitis o las neuralgias, entre otras. El tratamiento con aplicaciones del campo magnético negativo hace desaparecer el dolor por completo. El odontólogo habrá de determinar qué pasos seguir para tratar la causa subyacente, si es que fuese necesario tratarla.

Dolores en la región pelviana

Puede surgir a consecuencia de una amplia gama de desórdenes. Podemos mencionar desde el conocido dolor menstrual que padecen muchas mujeres hasta los que se presentan en las endometriosis, las infecciones de la vagina, los quistes ováricos, las inflamaciones intestinales, los trastornos del aparato urinario, el prolapso uterino y muchos otros.

La aplicación de magnetos de 15 mm de diámetro en polaridad negativa, por encima del pubis, descongestiona la zona, relaja y tiene efecto anti-inflamatorio y anti-álgico.

Dolores derivados de las neuralgias

La neuralgia es causada por irritación o en algunos casos, por daño de un nervio periférico. Se denominan periféricos a los que no están en el cerebro ni forman parte directamente de la médula espinal. La magnitud de dichos dolores es variable, puede ser suave y continuada o puede ser cíclica. Puede presentarse en forma sólo temporal con causa determinada, o tratarse de una irritación permanente con presentaciones agudas intolerables.

Los campos magnéticos negativos se utilizan en la neuralgia del nervio trigémino y en otras presentaciones dolorosas que derivan de las mencionadas irritaciones.

Dolor en la columna vertebral

El Sistema Nervioso central comanda las acciones voluntarias y el Sistema Nervioso Autónomo (SNA) es el conocido con el nombre de neurovegetativo. Este último se ocupa de relacionar el sistema orgánico y el medio externo. Su acción es muy variada y extensa.

El SNA se divide en dos subsistemas, el Simpático y el Parasimpático. Cumple funciones de adaptación al medio: el primer subsistema se ocupa de estimular y el segundo de relajar. El Sistema Parasimpático es abordado desde el agujero occipital y en la zona sacra, desde el segundo, tercero y cuarto agujeros sacros.

El Sistema Simpático está compuesto por los ganglios vertebrales. Una orden inadecuada del Simpático produce un desorden particular en uno o varios órganos, que tengan conexión directa con determinados ganglios. La cadena de ganglios simpáticos latero vertebrales relaciona los lados derecho e izquierdo de cada nivel vertebral, así como los niveles entre ellos. Esto explicaría ciertas disfunciones bilaterales.

Los tratamientos con pequeños magnetos que permanecen adheridos sobre la columna vertebral producen suaves corrientes de energía electromagnética natural, que interviene en beneficio de las fascias musculares. Aplicando los protocolos de la Terapia Camet Biomagnética, un terapeuta calificado puede contribuir a obtener el orden necesario para lograr una buena conducción de los nervios espinales, conductores de la energía nerviosa que alimenta a los órganos en las cavidades delanteras del cuerpo.

Se elige la ubicación de los mismos localizando previamente el plexo nervioso cuyas ramas se dirigen a los músculos que necesitan atención y los órganos que necesitan estímulo o sedación, según el cuadro que se presenta.

En el sistema Camet de tratamiento biomagnético, aplicamos el siguiente protocolo:

Iniciar el encuentro terapéutico en posición sentado (se aconseja para evaluar) antes de pasar a la camilla. Con los dedos pulgares o utilizando los dedos índice y mayor unidos, el profesional idóneo en Biomagnética recorre la columna vertebral del paciente, busca señales palpables, se ocupa de las molestias que el paciente refiera y se mantiene atento a todas las señales que el cuerpo del paciente le vaya indicando. Estas últimas pueden ser movimientos involuntarios, temblores, escalofríos, sensación de raspado, aumento de temperatura corporal, sueño, bienestar, sudoración y otras derivadas de respuestas del sistema neurovegetativo.

Luego de haber permanecido algunos minutos en la posición sentado, el paciente pasará a la posición boca abajo sobre la camilla en la cual se ubicarán magnetos de mediana intensidad para estimular o sedar (según el caso) los centros nerviosos que necesitan ser tratados.

A continuación, en la posición boca arriba, se utilizan magnetos ubicados de acuerdo a la situación particular del paciente y en la planta de ambos pies y debajo de ambas rodillas, finalizando la sesión aplicando técnicas de relajación que permiten abordar otras maniobras que en algunos casos son aplicadas.

Es importante considerar la situación particular de algunos pacientes que no pueden tolerar alguna de estas posiciones y adaptar el protocolo adecuadamente. En ciertos casos, se sugiere adoptar la posición decúbito lateral.

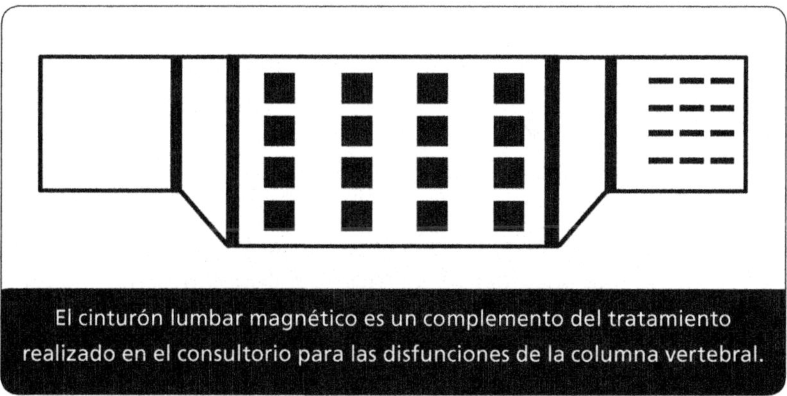

El cinturón lumbar magnético es un complemento del tratamiento realizado en el consultorio para las disfunciones de la columna vertebral.

Tensiones cervicales con compromiso neurológico

A continuación se procede a realizar una breve descripción de un caso que suele presentarse repetidamente en los consultorios de terapia física:

Una paciente que presenta rigidez de nuca, dolor intolerable en el hombro derecho, con irradiación hasta la mano. Manifiesta insensibilidad en la zona del tríceps , frío y dificultad para elevar dicho brazo. El dolor irradia desde el hombro hasta la mano. El diagnóstico médico es de artrosis cervical y compresión radicular. Recibe tratamiento de kinesioterapia, con aplicaciones de onda corta, láser, electromagnetoterapia y masoterapia. Se le indicaron anti-inflamatorios, pero su efecto duraba pocas horas.

Este caso se resolvió con el Sistema Camet de Biomagnética, aplicando el siguiente protocolo: aplicación del polo negativo de magnetos de 6 cm de diámetro y 5000 Gauss de potencia, sostenidos bilateralmente en la región cervical, a 5 cm de distancia de la piel. Se realizó en camilla con barras laterales para sostener los magnetos. La paciente sintió elevar la temperatura local en la región donde se presentaba mayor contractura y frío localizado.

Tratamiento de la región del occipucio, aplicando un magneto rectangular de 3 cm de lado, en polaridad negativa, apoyado durante cinco minutos. La paciente manifestaba sentirse relajado y gran alivio de su tensión en los músculos de la frente.

Se aplicaron magnetos de 15 mm de diámetro sobre la región posterior del hombro izquierdo, que produjo relajación general a todo el cuerpo y en particular al brazo derecho.

En domicilio, la paciente utilizó magnetos de 5000 Gauss de 6 cm de diámetro, debajo de las palmas de las manos, sobre la base de dos aplicaciones diarias de veinte minutos.

La terapia Camet Biomagnética ambulatoria consistió en utilizar mini-imanes de 5 mm de diámetro, en polaridad negativa, en la región del hombro derecho y en los espacios intervertebrales C4-C5 y C5-C6. Estos imanes permanecieron adheridos durante un mes cambiando la cinta adhesiva una vez a la semana.

Luego de diez sesiones, la paciente podía elevar el brazo sin dolor aunque continuaba presentando rigidez de nuca. La irradiación hacia la mano había desaparecido. Se pactaron cuatro sesiones más, al cabo de las cuales la rigidez de nuca y los dolores desaparecieron totalmente.

Se realizaron controles periódicos para descartar cualquier recidiva.

En los últimos seis años, sólo han aparecido manifestaciones esporádicas de tortícolis, que son solucionadas con la aplicación de unas pocas sesiones de Terapia Camet Biomagnética, en el marco del consultorio.

Tensiones cervicales con presentación de cefalea frontal

El sistema Camet de Terapia Biomagnética indica como tratamiento de base para la cefalea, la ubicación de dos magnetos de 5 mm de diámetro en polaridad negativa, bilateralmente, sobre la sien.

Este tratamiento sintomático, se apoya con un tratamiento cuyo protocolo depende de la causa profunda que genera la cefalea (es de etiología múltiple) y que corrige el verdadero origen de las cefaleas.

El protocolo general básico utilizado en el sistema Camet es el siguiente: se ubica un mini-imán, de 5 mm de diámetro, en su polaridad negativa, en la zona hipogástrica, que será conservado en la misma posición durante todo el tiempo que dure el tratamiento y otro de igual tamaño y en la misma polaridad, ubicado entre C3 y C4 (tercera y cuarta vértebras cervicales).

Sobre la columna dorsal, a partir de la base del músculo trapecio, se adhieren tres pares de mini-imanes, en polaridad positiva bilateralmente, con separación de 3 centímetros.

En el caso de personas que padecen hipertensión, se elige un protocolo de tratamiento diferente, procediendo a formar campos magnéticos de atracción, respetando la ubicación del polo norte a la derecha de la espina dorsal y el sur a la izquierda. Estos imanes deben permanecer en su lugar el mayor tiempo que sea posible hasta que se produzca el alta definitiva.

Por lo general, hemos constatado que a las 48 horas de iniciado el tratamiento indicado por la Terapia Camet, el paciente manifiesta levantarse sin dolor de cabeza. Una semana más tarde, puede sentir su espalda más relajada y al cabo de quince días, el Terapeuta calificado empieza a reducir el número de magnetos que han sido colocados. El paciente es dado de alta a los 45 días y se le indica mantener los efectos logrados, aplicando en su domicilio, la terapia general básica de Imanterapia, en los miembros superiores, una vez al día.

Contractura de los músculos paravertebrales

En estos casos, los pacientes suelen presentar trastornos en el equilibrio e incluso pueden padecer migraña.

El protocolo indicado por el sistema Camet de Terapia Biomagnética se detalla a continuación: aplicar sesiones de 40 minutos en el consultorio, con magnetos de mediana densidad, en polo negativo.

Para la deambulación confortable, se indica un cinturón confeccionado con magnetos en modo bipolar y un collar liviano, confeccionado con imanes pequeños, especialmente diseñado para el diámetro del cuello del paciente. Si fuese necesario, se prepara un collar que tenga imanes de mayor densidad ubicados en los espacios intervertebrales de mayor compromiso.

Para el tratamiento de las cefaleas, se indica otro collar, hecho a medida, con magnetos de baja inducción, para utilizar alrededor de la cabeza y a nivel de la zona frontal, durante 20 minutos, 3 veces por día en su domicilio.

En nuestra experiencia, las contracturas de los músculos paravertebrales desaparecen al cabo del primer mes de tratamiento.

Los trastornos del equilibrio y las cefaleas comienzan a disminuir hasta desaparecer luego de tres meses de tratamiento. Luego de ser dado de alta, se indicará continuar con el mismo tratamiento ambulatorio, dos veces por semana, durante 20 minutos.

Dolor generado por artrosis de columna cervical

La artrosis de columna vertebral (espondiloartrosis) es causa de frecuente consulta por la intensidad del dolor que se genera.

En los casos de artrosis en el nivel cervical, los pacientes pueden referir cefaleas y cervico-braquialgias.

El sistema Camet de Terapia Biomagnética aplica el siguiente protocolo de tratamiento: se realizan aplicaciones de 30 minutos con almohadilla compuesta por magnetos de 15 mm de diámetro, en polaridad negativa.

A continuación, se aplica durante 15 minutos un apósito compuesto por 10 magnetos de 15 mm de diámetro, en polaridad negativa, sobre la frente.

Para el tratamiento ambulatorio, se dejan adheridos magnetos de 15 ó de 5 mm de diámetro (tomando en cuenta la masa corporal y la intensidad del dolor), en polaridad negativa a nivel de los espacios intervertebrales comprometidos.

Las cefaleas suelen remitir al cabo de dos semanas de tratamiento. En el caso que también se presenten trastornos del equilibrio, pueden disminuir considerablemente pero su remisión tardará un poco más.

El pronóstico con respecto a la disminución y desaparición de la contractura de los músculos trapecio y deltoides depende de la edad del paciente y del tiempo de evolución de su cuadro.

Dolor de cadera y región lumbo-sacra

La presencia de dolor en la cadera sumado al dolor en la ingle, así como ciertas molestias que aparecen en el muslo, pueden estar delatando la presencia de artrosis en la cadera. Es posible que posteriormente pueda aparecer dolor en la nalga y también molestias en la rodilla del mismo lado. Esta última, al igual que la articulación de la cadera, denominada coxofemoral, está enervada por el nervio obturador. Por dicha razón, el paciente refiere dolor en la rodilla, aunque sus estudios radiográficos de la zona no presenten particularidades.

La artrosis de cadera puede también provocar dolor en la parte baja de la columna (dolor lumbar). Esto se debe principalmente a la tensión muscular sobre la región lumbar provocada por el intento de la misma de disminuir la presión sobre la cadera. La columna lumbar cumple una función importante en la estabilidad general del esqueleto. El riesgo que enfrentamos es que la tensión producida sobre la columna durante un tiempo prolongado termina produciendo lesiones en la misma. Se presentan personas que padecen artrosis de cadera sumado al dolor lumbar por lesión lumbar secundaria.

El dolor en la articulación de cadera aumenta progresivamente al caminar, al estar de pie, subiendo y bajando escaleras o cargando objetos pesados, en definitiva, con todo lo que sea un esfuerzo para la articulación y mejora por lo general con el reposo, pero en las fases avanzadas de la enfermedad el dolor puede ser persistente y no ceder siquiera con el reposo.

El paciente con artrosis de cadera tiene dificultad para iniciar el movimiento, presenta claudicación en la marcha y luego de cierto tiempo puede afectar a la otra cadera por el esfuerzo a que se somete, convirtiéndose en una problemática bilateral. El paciente tiene dificultad para atarse los cordones de sus zapatos y para levantarse de la silla.

En la evaluación clínica, estas personas revelan dolor al movimiento de la articulación y limitación de la movilidad. Las manifestaciones radiológicas son contundentes.

El tratamiento preventivo es necesario para evitar llegar a la cirugía. Los tratamientos con aplicación de campos magnéticos y la ingesta del agua ionizada por dispositivos magnéticos puede detener la evolución de la artrosis y en algunos casos lograr la reversión del proceso. Esto último es debido a la incidencia del agua tratada con campos magnéticos pues los minerales del agua inciden sobre el metabolismo general. Destacamos que la clave del éxito está en la temprana aplicación de campos magnéticos sin esperar el agravamiento de la dolencia. Los campos magnéticos protegen y estimulan el cartílago articular.

Es posible encontrar tres tipos básicos de presentación en la distribución de la artrosis de cadera, superolateral (60%), medial (25%) y concéntrica (15%).

La lumbociática se reconoce por el típico dolor lumbar (cintura) sumado al dolor en el recorrido del nervio ciático (región de la nalga y la pierna).

La lumbalgia es producida por varios factores, su causa más común es la hernia del disco intervertebral. Cada disco intervertebral, de consistencia cartilaginosa, se encuentra ubicado entre dos cuerpos vertebrales. El disco consta de dos partes dispuestas en forma concéntrica, una interna, el núcleo, y otra externa, el anillo fibroso.

Las agresiones mecánicas producen primero un desplazamiento del núcleo hacia la parte externa, luego aplastamiento del anillo fibroso y finalmente la expulsión del anillo junto con el núcleo hacia la luz del canal vertebral.

El disco herniado irrita al nervio ciático por compresión, provocando dolor o directamente se lesiona y pierde fuerza, conduce a las atrofias musculares y disminución de sensibilidad en la pierna.

El reposo hace desaparecer el episodio de dolor pero con nuevos esfuerzos puede volver a reproducir la lumbociática.

Los tratamientos clásicos para la lumbociática por hernia discal son reposo, calor, medicación antiinflamatoria, kinesiología e infiltraciones. La aplicación de campos magnéticos aumenta el espacio entre las últimas vértebras lumbares (4ª Y 5ª) entre sí y con el sacro. De este modo se reduce la presión que las vértebras ejercen sobre los discos y el nervio ciático.

Los campos magnéticos son efectivos también en casos de discopatías varias, en la artrosis así como en los dolores que reaparecen luego de la extirpación quirúrgica de una hernia discal.

El número total de sesiones puede ser aproximadamente de diez, de 30 minutos cada una; al cabo de las cuales se logra una importante disminución del tamaño de la hernia discal. Se utilizan campos magnéticos negativos durante la sesión, aplicando magnetos de mediana densidad y se complementa con el tratamiento ambulatorio correspondiente, en el que se combinan magnetos de gran tamaño para aumentar la analgesia y magnetos de 5 mm de diámetro, que permanecen adheridos en la zona.

¿Qué es el dolor de cabeza?

Se denomina cefalea y se localiza a nivel craneal, desde las órbitas hasta la nuca. Es un síntoma que aparece como un elemento más dentro de un conjunto de síntomas tales como procesos febriles, infecciones, trastornos metabólicos o como el anuncio de una enfermedad. En este último caso, se puede tratar de procesos intracraneales, arteritis de la temporal u otros (cefalea secundaria).

Cefalea primaria es la que adopta un carácter evolutivo crónico. Aparece más frecuentemente en los adultos jóvenes. La migraña y la cefalea tensional son las más frecuentes, siendo la primera muy común en el sexo femenino.

La cefalea tensional se presenta con sensación de presión o de una cinta que aprieta alrededor de la cabeza. Toma la totalidad de la cabeza, puede durar todo el día y se acompaña de sensación nauseosa. Puede estar relacionada con estados de estrés, en el caso de las cefaleas ocasionales. A pesar de ser molesta, permite a la persona continuar con sus actividades.

La migraña se diferencia de la anterior por su intensidad, suele tardar media hora aproximadamente en alcanzar su máximo punto de dolor. Suele permanecer hasta 72 horas, aún tomando la medicación adecuada. Se presenta en forma unilateral, se localiza en la órbita o en la sien y con sensaciones pulsátiles. Se acompaña de nausea y vómitos, aumenta con el movimiento y otros estímulos tales como la luz y el ruido.

La denominada migraña con aura se presenta en gran número de personas. Se denomina aura a los distintos síntomas neurológicos focales que acompañan a la migraña, tales como visión borrosa y manchitas en la vista. La persona aquejada de estos episodios suele tener avisos que anuncian su presentación como cambios en el humor, hambre exagerada, bostezos; o tratarse de la antesala de otras situaciones como el síndrome premenstrual o la proximidad de una situación que genera tensión anticipadamente. En muchas personas, hay antecedentes familiares.

Las cefaleas secundarias pueden anunciar múltiples procesos, que incluyen la presencia de algún virus que ha de manifestarse, las contracturas de la región de la cabeza y el cuello, la sinusitis, las tensiones de la articulación tempo-mandibular, los procesos dentales. En el caso de las cefaleas secundarias, se sugiere realizar la consulta médica para tener un diagnóstico preciso.

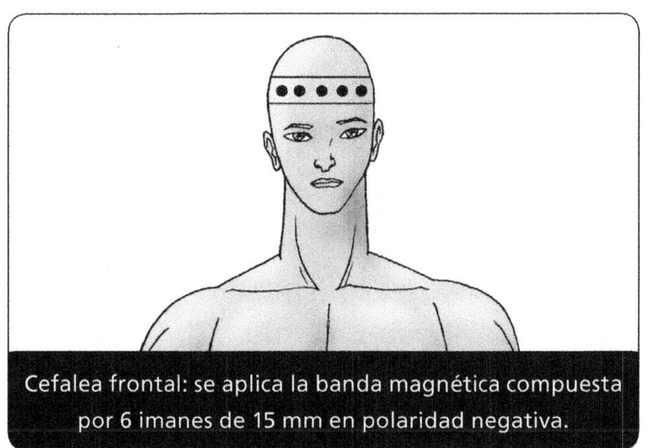

Cefalea frontal: se aplica la banda magnética compuesta por 6 imanes de 15 mm en polaridad negativa.

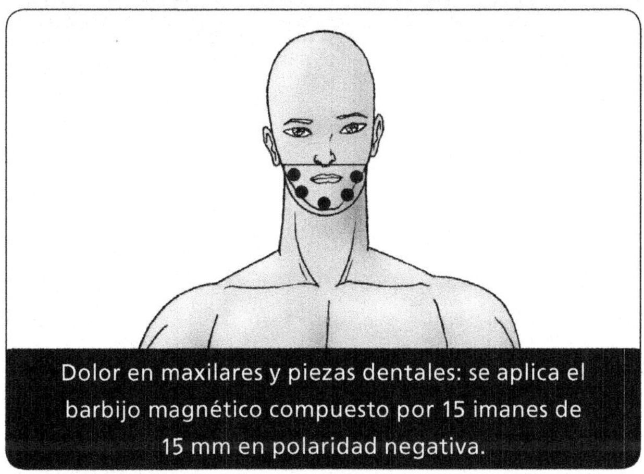

Dolor en maxilares y piezas dentales: se aplica el barbijo magnético compuesto por 15 imanes de 15 mm en polaridad negativa.

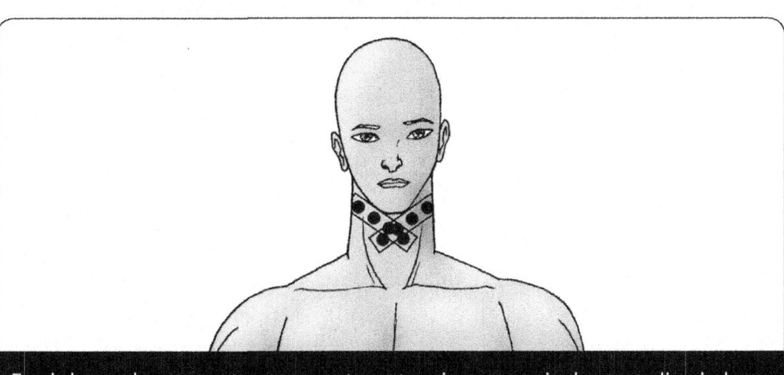

En dolores de garganta recurrentes y tensiones cervicales se aplica la banda magnética para cuello, compuesta por 30 imanes de 15 mm, que permite realizar una aplicación intensa en la región de la horquilla esternal.

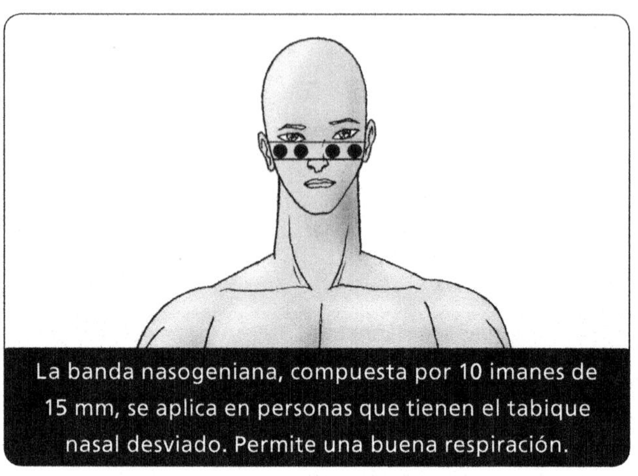

La banda nasogeniana, compuesta por 10 imanes de 15 mm, se aplica en personas que tienen el tabique nasal desviado. Permite una buena respiración.

Cefaleas y sinusitis

Un 15 por ciento de cefaleas de localización frontal están asociadas a la sinusitis. Suelen presentarse en el área de los ojos y se acompañan de otros síntomas tales como tos, secreción nasal aumentada, otitis y otras molestias. Si se practican estudios radiográficos, suelen revelar engrosamiento de las mucosas. Conjuntamente con el tratamiento biomagnético para problemas de sinusitis, se evitará durante este proceso, la ingesta de lácteos y azúcar, así como sus derivados, por su relación con el aumento de mucus en todo el organismo.

Cefaleas y problemas visuales

Cuando la cefalea está asociada a los problemas de visión, suele presentarse a continuación del esfuerzo de los músculos oculares, por lo tanto las cefaleas que se manifiestan al levantarse es poco probable que tengan este origen. El sistema de tratamiento biomagnético dispone de imanes circulares diseñados para realizar ejercicios ortópticos en forma pasiva, sin esfuerzo por parte del paciente, en forma ambulatoria. A ello se le suma la terapia de relajación de cabeza y cuello, aplicando magnetos de baja y mediana densidad, que se realiza en el consultorio del profesional autorizado.

Cefaleas y problemas dentales

La articulación témporo-mandibular articula la rama superior de la mandíbula y el hueso temporal del cráneo. Si se altera la musculatura y se alinea en forma incorrecta, se producen contracturas que pueden conducir a una cefalea. Los síntomas que ofrecen evidencia en este caso serían el dolor en la mencionada articulación, que puede empeorar al masticar y cierta limitación en el movimiento de la mandíbula.

Posibles disparadores de las cefaleas en general:

- Alimentos.
- Situaciones emocionales.
- Estrés.
- Síndrome premenstrual.
- Consumo de tabaco o de alcohol.
- Tensiones musculares crónicas.
- Falta de descarga de energía por la vía física.

En algunos pacientes, el reconocimiento de la presencia de "auras" (prodromos) les permite acudir al protocolo ambulatorio de Terapia Biomagnética, evitando que se dispare la cefalea y logrando una mejor calidad de vida, mientras esperan la resolución de sus cefaleas por medio del tratamiento realizado en el consultorio profesional.

Terapia biomagnética aplicada en cefaleas

- Dormir sobre una manta o un colchón magnético, en polaridad negativa.

- Ingesta de agua polarizada negativa.

- Colocación de magnetos de 5 mm de diámetro sobre ambas sienes en forma bilateral, en polaridad negativa, en cuanto empieza el primer anuncio (para personas que conocen su patología).

- Tratamiento general para el miembro superior, tres veces por día, durante 15 minutos.

- Usar magnetos de 2 cm de diámetro, en polaridad negativa, a-

- Aplicar los imanes indicados para el tratamiento básico del estrés.

- Usar magnetos de 5 mm en polaridad positiva, sobre la región de los músculos trapecios.

- Aplicar magnetos de 5 mm de diámetro, en polaridad negativa, ubicados sobre los cuatro puntos de contacto del cráneo con C1 (primera vértebra cervical).

Dolor en la zona pubiana (pubialgia)

Se debe a la excesiva participación de los músculos aductores del muslo que se insertan en el hueso púbico, donde también nacen los rectos del abdomen. Suele presentarse en deportistas por agotamiento y en otras personas por debilidad muscular en la región.

El Sistema Camet de
Terapia Biomagnética recomienda

- Ingesta del agua bipolar antes y después de realizar ejercicio físico.

- Utilizar rodillera magnética, plantilla magnética.

- Tratamiento general para la región inferior del cuerpo minutos antes de comenzar la actividad.

- Repetir este tratamiento general al finalizar, como método de descanso y relajación general, así como de la zona del pubis, en particular.

- Utilizar magnetos en la cara interna de rodilla y a mitad de la cara interna del muslo, mientras se realiza la actividad física.

Los imanes en trastornos oculares y en el tratamiento de la obesidad

Test que determina la efectividad de los imanes para tratamiento ocular

Curva trazada con lecturas recogidas a intervalos de desplazamiento 2 mm sobre el eje diametral del imán.

Todas las plantillas separadoras de los sucesivos planos censados, así como el resto de los dispositivos utilizados están realizados en acrílico.

Las distintas curvas están graficadas en la misma escala relativa de intensidad de campo a fin de obtener valores comparativos.

En la figura se muestra el dibujo de un imán de formato circular, con un orificio central de grandes proporciones.

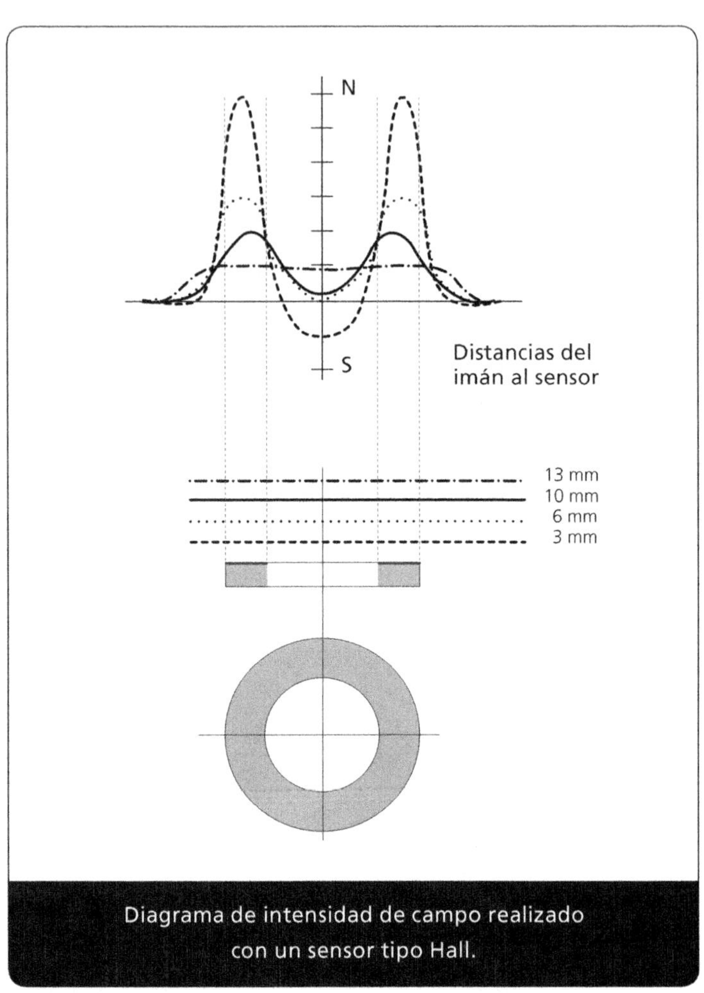

Diagrama de intensidad de campo realizado
con un sensor tipo Hall.

Conclusiones:

Se puede apreciar una inversión del sentido de las líneas de fuerza en los planos próximos a la superficie del anillo (imán cuyo campo magnético es permanente).

Esto puede interpretarse y explicar a su vez, el efecto generalizado N, con propiedades descongestivas y el efecto S, reactivador circulatorio, sobre la zona central del cristalino y epitelial próxima al exterior del anillo

Algunas aplicaciones de la Terapia Camet en los ojos

Los casos citados a continuación han sido resueltos por alumnos del Instituto Círculo Azul Camet en distintos años.

Paciente de sexo femenino, 93 años.

Motivo de consulta: Presentaba lagrimeo permanente en los ojos, al tiempo que sentía que los ojos le "quemaban".

Está operada de cataratas en ambos ojos, aunque solo el derecho tiene una lente intraocular. El oftalmólogo le recetó en varias oportunidades colirios, pero ella no percibió alivio de los síntomas.

Tratamiento para:
a) Lagrimeo en el ojo
b) Ardor ocular

Desarrollo del tratamiento:

Se comenzó con el tratamiento general básico con imanes·de cuatro mil Gauss en manos y pies durante períodos de 15 minutos varias veces al día. Se indicó el consumo de agua ionizada negativa.

Como tratamiento localizado se indicó el uso de dos mini magnetos sobre las cejas en polaridad norte y dos bajo los ojos en polaridad sur, siendo cuatro en total para cada ojo. La posición de los imanes se fue alternando de modo de producir distintos tipos de corrientes magnéticas.

Durante la primera semana el tratamiento se realizó dos veces por día durante treinta minutos por vez.

Observaciones:

Como la tolerancia fue óptima y el alivio se notó enseguida se continúo a una semana más.

Al cabo de las dos semanas, el ojo dejó de lagrimear y se alivió totalmente de sus molestias.

Se continuó con el tratamiento día por medio como sostén y varias veces por día, continuó con el tratamiento básico en pies y manos para conservar el bienestar general.

Paciente de sexo masculino, 42 años.

Motivo de consulta: Conjuntivitis en ojo derecho producida por partícula extraña, derrame ocular.

Sintomatología: Irritación con dolor que se vió agravada por la imposibilidad de quitar instantáneamente la lente de contacto. Inflamación y segregación de mucosidad lagrimal.

Tratamiento: Se forman campos usando imanes de 5 mm colocados rodeando el ojo derecho, se dejan toda la noche.

- Ojo completamente normal, a la mañana al levantarse.

Observaciones: En anteriores circunstancias cuando se producía un cuadro similar, por la mañana (sin el uso de los magnetos) el ojo aparecía completamente pegado y con síntomas de inflamación.

Paciente de sexo masculino, 65 años.

Motivo de consulta: Cataratas en el ojo derecho. Dolor de columna. Insomnio, hipertensión.

Antecedentes: Pérdida de la vista por glaucoma agudo, a pesar de haberlo operado. Operación del mismo por cataratas, tiene miedo a otra operación por temor a perder la vista completamente.

El dolor de columna no es constante pero cuando aparece le provoca postración y miedo. Desde pequeño sufrió miedos, actualmente se le agrega insomnio. Si se medica es con antiinflamatorios.

Tratamiento: Terapia básica con magnetos de 86 mm, 4 veces al día por 15 minutos cada vez; imanes tipo arandela en polaridad negativa para usar sobre los ojos, por 5 a 10 minutos, varias veces en el día. Se fabrica cama magnética con magnetos cuadrados de 2.000 Gauss de potencia, altura de hombros y rodillas, polaridad negativa, y en el centro polaridad positiva.

Se aplican imanes de 5 mm en polaridad norte sobre el hipogastrio y el epigastrio, también entre C 3 y 4 (tercera y cuarta vértebras cervicales), por su alto grado de estrés; imanes del mismo tipo sobre ambos lados de la columna formando campos de atracción.

A la semana: Manifiesta sentirse mejor en general, y que el insomnio lo superó al cuarto día.

Paciente de sexo femenino, 75 años.

Motivo de la consulta: Glaucoma, cataratas en los dos ojos sin madurar.

Observaciones: maculopatía, más importante en el ojo derecho, hipertensión. Recibe medicación para el glaucoma, 1 gota en cada ojo de noche.

Tratamiento: Imanes arandela en polaridad negativa sobre cada ojo, 3 veces por día 15 minutos.

Luego de tres meses: notable mejoría, sobre todo para leer y ver televisión, tiene visual más nítida especialmente el lado derecho, que se le escapaban algunas letras y ahora puede leer.

Paciente de sexo masculino, 46 años.

Motivo de consulta: Orzuelo en párpado del ojo derecho.

Sintomatología: Inflamación que le produce irritación ocular y dificulta la visión.

Observaciones: Al preguntarle cuándo surgieron los primeros síntomas, relata un hecho que la sacudió emocionalmente.

Tratamiento: Durante el día, aplicación de imanes arandelas en polaridad negativa, varias veces durante 5 minutos; por la noche aplicar apósito creado con imanes de 5 mm en polaridad negativa sobre el hueso orbital y polaridad positiva debajo de globo ocular.

- Dos días después, ha mejorado, está más deshinchado.

Ocho días después de iniciado el tratamiento, no quedan rastros del orzuelo.

Paciente de sexo femenino, 17 años.

Motivo de consulta: Úlcera de córnea en ojo izquierdo producida por brasa de cigarrillo.

Tratamiento: En el primer momento para salir del shock se le administran florales de rescate. Luego de ser atendida en el hospital y de haber tapado el ojo con una venda, se le aplicó imán arandela sobre la venda, al principio 5 minutos cada ½ hora y luego cada hora. Se recomienda la ingesta de agua magnetizada polaridad negativa, seis veces por día y la preparación de la cama magnética con imanes debajo de la cama, de 55 mm polaridad negativa en la cabecera y positiva a los pies. Básico de manos con polaridad negativa en mano derecha y polaridad positiva en mano izquierda.

Dos días después realiza un control con el oftalmólogo, le retira la venda porque la úlcera había remitido. Igualmente sigue con el tratamiento de ingesta de agua, básico de manos y uso de arandelas por 5 minutos varias veces en el día. A la noche se hace un apósito con 3 imanes de 5 mm en polaridad negativa sobre la ceja y tres de polaridad positiva sobre el pómulo.

Actualmente ve perfectamente bien.

(Caso tratado por Alejandro Zumbo,
Consultor en Biomagnética, Egresado 2002).

Paciente de sexo femenino, 10 años.

Motivo de consulta: Fuertes punciones en el lateral externo del ojo derecho.

Observaciones: Comenzó a quejarse de fuertes pinchazos en el ojo derecho por pequeños instantes. El oculista le receta lentes para descansar la vista, pese a ello los dolores continúan.

Tratamiento: Se le acerca a una distancia de 5 cm, un imán de 86 mm de diámetro, en polaridad negativa por espacio de 3 ó 4 minutos; e inmediatamente el dolor comienza a ceder.

Este tratamiento se realizó varias veces durante 3 días. El resultado ha sido excelente ya que hace más de un año y medio que no siente dolor.

Paciente de sexo femenino, 66 años.

Motivo de consulta: Inflamación en los ojos.

Tratamiento: Cuatro Imanes de 15 mm en su polaridad negativa, rodeando el ojo, se aplicaron durante toda la noche.

Amanece con los ojos desinflamados, se indica usar los imanes 3 veces por día, durante 10 minutos.

Paciente de sexo masculino, 37 años.

Motivo de consulta: Maculopatía ocular central y bilateral.

Observaciones: Sólo puede ver imágenes muy borrosas sin distinguir siquiera las facciones de una persona a un metro de distancia.

Tratamiento: Aplicación de imanes modelo exclusivo para tratamiento ocular, durante 5 minutos, 5 veces al día. Se le sumó la aplicación del tratamiento general básico con imanes de 55 mm de diámetro, en polaridad negativa mano derecha y polaridad positiva mano izquierda. Se dejaron aplicados micro imanes en puntos de terapia auricular.

Pasado un mes, comienza a distinguir los números y algunas letras de los carteles callejeros.

Luego de tres meses de tratamiento, la evolución es muy favorable, puede leer casi sin dificultad. Se aconseja continuar el tratamiento con las aplicaciones domiciliarias de los imanes y realizar controles cada dos meses hasta lograr la máxima recuperación.

Paciente de sexo femenino, 87 años.

Motivo de la consulta: Pérdida de la visión.

Sintomatología: Apenas ve borroso, no distingue colores, presión muy alta, dolor de cabeza, desgano, tristeza.

Observaciones: Es jubilada, vive en un Geriátrico. Su único hermano falleció y ella hizo un alza de presión y permaneció en terapia intensiva durante un tiempo.

Tratamiento (En un período total de dos meses y medio): Aplicaciones, en domicilio, de magnetos modelo arandela para los ojos durante 10 minutos cada 4 horas o más en polaridad negativa.

Se aplican magnetos de 15 mm debajo de la C7 (séptima vértebra cervical) y encima del plexo hipogástrico, todo en polaridad negativa.

Usa bien las arandelas pero se la ve muy triste, se recomienda la ingesta de agua de polaridad negativa, se colocan imanes en la cama también polaridad negativa para una mayor relajación. Se colocan imanes de 15 mm en los puntos disparadores de la angustia.

Se la nota más contenta entonces se le indica continuar el tratamiento en los ojos y la ingesta del agua sometida al campo magnético.

Una vez que comienza a distinguir colores, su visión es borrosa pero puede ver algunas formas.

Comienza con el tratamiento básico en pies y manos con magnetos de 86 mm de diámetro.

Su ánimo está mejorando, su visión evoluciona lentamente hacia una mayor claridad. Continuará con las aplicaciones domiciliarias de los imanes arandela sobre sus ojos varias veces al día, se le agregan los lavados oculares con agua de polo negativo y el antifaz de mini-imanes para el descanso nocturno.

Se proponen controles en consultorio cada dos meses para evaluar si el protocolo indicado debe continuar o se decide hacer algún cambio.

Paciente de sexo femenino, 67 años.

Diagnóstico: Operada del lagrimal derecho.

Síntomas: Importante hinchazón alrededor de ambos ojos y nariz, fue operada del lagrimal.

Tratamiento: Durante el día siguiente a la operación, 3 veces durante 15 minutos, se le aplicaron imanes arandelas exclusivas para tratamiento ocular, en su polaridad negativa sobre ambos ojos y magnetos en polaridad positiva en las palmas de ambas manos, con el objeto de producir una corriente de efecto polarizante.

Resultado: Disminuyó notoriamente la inflamación, al cabo de un día de tratamiento.

Paciente de sexo masculino, 9 años.

Motivo de consulta: concurre a la consulta acompañado por sus padres al día siguiente de haber tenido un traumatismo en globo ocular izquierdo, producto de un pelotazo de gran intensidad.

A raíz de esto se le produjo inmediatamente un edema en dicho ojo, por lo que los médicos le indicaron unas gotas locales con antibiótico y otras con corticoide; la madre no quedó satisfecha con lo indicado.

Tratamiento: En la primera consulta se le indica colocar imán tipo arandela sobre ojo afectado con polaridad negativa durante 5 minutos cuatro veces al día, además baño ocular con agua magnetizada negativa durante 3 minutos tres veces al día; beber 700 cc (dado su peso) de agua magnetizada con polaridad negativa diariamente; a su vez se le indica tratamiento generalizado con imanes tipo bloque de 40 x 25 x 10 mm de 4000 Gauss en palma de las manos, Norte palma derecha, Sur palma izquierda, 10 minutos dos veces al día, y polo negativo en palma izquierda junto con polo positivo en pie izquierdo 1 vez al día.

A su vez se le coloca en oreja izquierda micro esferas magnéticas en los puntos ojo 1, ojo 2, ojo 3, hígado y energía mental. Se trabaja con micro imanes de 5 mm para equilibrar ciertos aspectos emocionales que permanecen colocados hasta el nuevo control.

A la semana concurre nuevamente a la consulta evidenciando una notable mejora en el ojo en cuanto al edema y los derrames, se le cambian algunas cintas y se continúa con el mismo tratamiento indicándole regresar a las dos semanas.

Concurre nuevamente ya con tres semanas de tratamiento sin ninguna manifestación de dolor o molestia, pero sí preocupado, y también los padres ya que cree no tener visión en zona externa del campo ocular. Por tal motivo se le retiran todos los imanes de cuerpo y oreja y se le recomienda regresar a la clínica a la que concurrió en un principio, lo que hacen al día siguiente. Comprueban que efectivamente ha desaparecido por completo el edema y creyendo los oftalmólogos que se ha colocado las gotas con corticoide durante esas tres semanas dos veces al día le toman la presión ocular dándole normal, pero al manifestarle este problema visual le hacen un estudio de campo visual en el momento que da como resultado una importante deficiencia de alrededor de un 20% de la visión sobre la zona externa. A raíz de este resultado se le indica concurrir a otra clínica a realizarse un estudio de Potencial Evocado que, acorde a lo previsto, certifica una ruptura de las fibras nerviosas, consecuencia de su deficiencia en el campo visual.

Dado este diagnóstico lo derivan a un neuro-oftalmólogo que le manifiesta que lamentablemente el caso no tiene tratamiento y que puede quedar con esa afección de por vida o puede agravársele, prosiguiendo el desgarro de dicho nervio óptico, que traería como consecuencia la pérdida total de la visión del ojo afectado.

Nuevamente los padres concurren a la consulta con los dos estudios y contando lo dicho por el neuro-oftalmólogo. Se le indica continuar con imán tipo arandela aumentando a 10 minutos cuatro veces al día juntamente con un imán circular de 25 mm con su polo positivo sobre palma mano izquierda, también continuar bebiendo agua magnetizada y tratamiento generalizado en palma de las manos en la misma modalidad anterior, se le indica suspender los baños oculares. Nuevamente se le colocan mini-esferas en oreja izquierda en los 3 puntos de los ojos, hígado, riñón, y energía mental; por otro lado se le prepara un apósito circular con imanes de 5 mm formando un campo magnético, pegados por una cinta al apósito y a su vez adherido a un antifaz con el que dormirá todas las noches. También se le indica colocar un imán rectangular de 3 x 1 x 0,4 cm con su lado negativo en el entrecejo y su lado positivo en zona occipital (justamente en su lado opuesto) con inducción positiva, colocándoselo 5 minutos tres veces al día. Por otro lado con los mismos imanes se le indica colocárselos con su lado negativo sobre la región occipital, durante cinco minutos tres veces al día. Se le aplica electromagnetismo sobre el ojo afectado, con apósito de por medio, durante 5 minutos, lo que se le hará hasta el fin del tratamiento. Luego de esto se le indica concurrir nuevamente a la consulta a la semana siguiente.

En esta nueva consulta se le agregan mini-imanes de 5 mm en polaridad positiva en algunos puntos disparadores de las emociones.

Retornando al consultorio a las dos semanas, el niño ya manifiesta ver mejor en la zona de su campo ocular afectado. En esta consulta se cambian algunas cintas y se le agregan dos imanes de 5 mm para impulsar la limpieza hepática.

Regresan nuevamente a la consulta luego de tres semanas y ya el niño dice ver casi normalmente todo su campo visual. Luego de cambiar algunas cintas se prosigue con el mismo protocolo durante otras tres semanas. Al regresar, el niño manifiesta tener una visión completa. A raíz de sus dichos se le indica continuar el tratamiento por dos semanas más. Una vez realizada esta etapa final y luego de retirarle los imanes permanentes del cuerpo y oreja, se le indica que concurra a la clínica en la que fue atendido en un principio para que evalúen el caso.

Dado lo indicado vuelven a los 15 días a la clínica para realizarle otro estudio de campo visual, el que, ante el asombro del oftalmólogo tratante, da como resultado una mejoría de aproximadamente un 90%. Dado este resultado se le indica realizar otro Potencial Evocado en la misma clínica en la que lo hizo anteriormente, dando como resultado un nervio óptico normal en el que se visualiza una cicatrización. Volviendo a la consulta con todos estos estudios se le indica continuar bebiendo el agua, aplicar imán tipo arandela juntamente con palma de la mano polo opuesto, mismo lado y tratamiento generalizado por dos semanas más, período en el cual se le da el alta definitiva.

Paciente de sexo femenino, 80 años.

Motivo de consulta: cataratas en ambos ojos y maculopatía en ojo derecho con una evolución de tres años.

Tratamiento: Se le indica realizar aplicaciones con un imán en cada ojo (modelo arandela para ojos) con su polo negativo durante 10 minutos cuatro veces al día, baños oculares con agua magnetizada durante tres minutos tres veces al día en ambos ojos, tratamiento generalizado en palma de las manos (negativo derecho, positivo izquierdo) 20 minutos tres veces al día, y beber un litro de agua con polaridad negativa por día. Se le aplica mesoterapia en ambos párpados, lo que se le hará en todas las sesiones. Por último se le indica retornar a la semana.

En la segunda consulta concurre manifestando una leve mejoría, al punto que el día anterior salió de su casa al supermercado y en el trayecto se dio cuenta de que estaba sin sus lentes. Por otro lado, su hija cuenta que la nota más tranquila y de mejor humor. En esta sesión se le coloca un imán de 18 mm en el entrecejo (sexto vórtice) y otro del mismo tipo sobre garganta, ambos durante 30 minutos. A raíz de indagar con la hija sobre su personalidad de tipo introvertida y no querer ver la realidad de una problemática familiar, se dedujo que fuera éste el motivo por el que se le manifestó este tipo de enfermedad.

Luego de los 30 minutos se le retiran los imanes y se le colocan en forma permanente imanes de 5 mm con cinta hipoalergénica en los puntos disparadores del estrés. También se le colocan micro esferas magnéticas permanentes en oreja derecha sobre los tres puntos del ojo, hígado y energía mental, indicándole retornar a los siete días.

En esta nueva consulta me comenta que continúa mejorando su visión en ambos ojos.

Se la recuesta en la camilla y se le vuelven a colocar los imanes de 18 mm en entrecejo y garganta por 30 minutos. Transcurrido el tiempo se los retira y se le efectúa en cada ojo, apósito de por medio, giros circulares con aparato de estimulación electromagnética durante 5 minutos. Terminado esto, se le cambian algunas cintas y se le prepara un apósito circular con imanes de 5 mm a su alrededor formando un campo magnético que, a su vez, se lo adosa a un antifaz para dormir con ellos puestos hasta nueva orden.

La paciente retorna a las dos semanas mucho mejor de su visión, pero preocupada por haberse golpeado la pierna formándosele una pequeña úlcera varicosa dada su gran fragilidad capilar. Para esto se le coloca un imán de 24mm sobre la gasa que cubre la úlcera con su lado negativo, y rociarse tres veces al día la herida con agua magnetizada con su polaridad negativa. Por otro lado se le vuelve a aplicar estimulación electromagnética en ambos ojos, se le vuelven a colocar dos micro esferas que se han salido, y se le retiran los imanes permanentes de su cuerpo, permaneciendo tan sólo dos imanes en puntos reflejos del hígado, ambos de 5 mm en su polo positivo.

Vuelve a la consulta a los 15 días, ya sin lentes y con su úlcera varicosa cicatrizada. Se le realiza nuevamente el tratamiento con electromagnetismo en ambos ojos y se le cambian las cintas, indicándole continuar por tres semanas más con todo el protocolo para luego retornar a la consulta con su oftalmólogo.

Nos volvemos a ver al mes y con los estudios que le indicó su oculista, que muestran que no se manifiestan signos de cataratas y la mácula ha desaparecido casi en su totalidad. A la fecha la paciente sólo continúa con sus baños oculares una vez al día, igual que la colocación del imán tipo arandela 10 minutos dos veces al día y su tratamiento generalizado también dos veces al día para poder lograr la desaparición total de su maculopatía.

(Informe de Guillermo D. Sánchez,
Egresado del Instituto Círculo Azul Camet, 2004).

La Terapia con Imanes en la obesidad

Paciente de sexo femenino, 51 años.

En febrero del 2004 pesaba aproximadamente 120 kg (peso que había alcanzado desde 1998). Presentaba además en ambas piernas Godet 4+/6 en ambas, aspecto blanco, piel fría, pérdida de vello en tercio inferior (cara distal), uñas de los pies engrosadas, especialmente en el 1er dedo.

El pelo de la cabeza se había desenrulado, debilitado (se cae en forma abundante en todo el casco).

En la piel de la cara aparecieron manchas hiperpigmentadas en ambas mejillas.

El resto de la piel del cuerpo se notaba engrasada, con manchas lívidas en la espalda (entre ambas escápulas) por hiperqueratosis folicular. Lesiones micóticas bajo las mamas.

El síntoma más aquejante era acidez de estómago y reflujo gastroesofágico que se hacía muy importante por la noche y que provocaba tos seca, que aumentaba el reflujo.

Duerme mal, está deprimida, sufre un importante estrés. No presenta dolores ni otros síntomas salvo disnea al caminar y al agacharse.

Tratamiento: Se comienza aplicando imanes cerámicos en epigastrio y C7, de 15 mm, 2000 Gauss (fuerza de remanencia), cara norte (negativa) en forma permanente por estrés y redondos blindados de 5000 Gauss con la modalidad (N-S) bajo ambos pies y ambas manos 15 minutos por sector 2 veces por día.

Luego de 48 horas sin variantes, comienza la ingesta de agua bipolar, aproximadamente 750 cm por día y 250 cm en su modalidad Norte de noche.

En ese mismo día presentó un aumento muy importante de diuresis.

Se mantuvo el esquema durante 1 semana al cabo de la cual advierte que la ropa estaba más holgada, había bajado 6 kg de peso.

Movilizada por el resultado, se recomienda hacer la dieta de polaridades pero sin harinas blancas ni azúcar y evitando las carnes y el alcohol; al cabo de 7 días había bajado el reflujo y perdido 5 kg más de peso.

Continúa con tratamiento general de pies y de manos, bebe 1 litro de agua ionizada por día, continúa la aplicación de imanes en forma permanente en puntos de estrés a los que se agregan en la misma línea media otros 2 más infra umbilicales: aproximadamente 3 cm y sobre línea de pubis, modalidad Norte y otros 2 a ambos lados del ombligo de 15 mm Norte y sobre el pubis agregando imanes sobre agujeros sacros, también de 15 mm, modalidad N-S en número de cuatro.

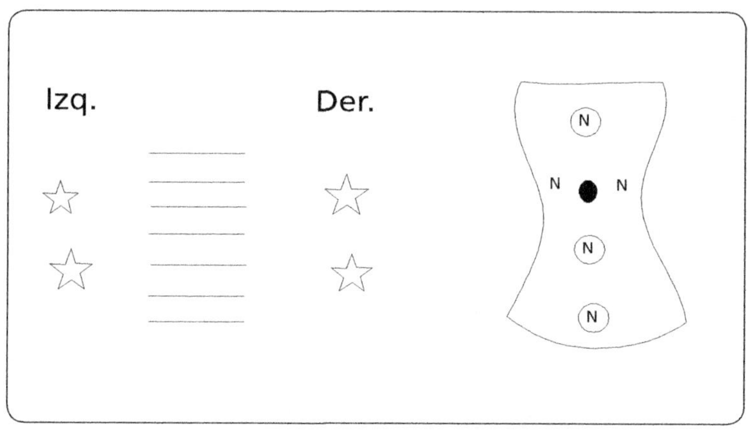

Continuó con la pérdida de peso en forma constante, regularizó la función intestinal y desapareció la acidez y el reflujo.

Aproximadamente a fin de marzo, refiere un aumento de ansiedad y apetito por lo que se colocaron micro imanes de auriculoterapia en punto de hambre y sed / glándulas, ansiedad, energía mental, abdomen, estómago, bazo, riñón e hígado.

A fin de abril pesaba 90 kg, seguía sin hacer gimnasia. Las piernas estaban menos edematizadas, pero se comenzaba a palpar en el miembro inferior izquierdo una zona indurada en cara interna de pierna y muslo de aproximadamente 1 a 2 cm indolora, por lo que se aplican imanes de 18 mm en su modalidad Sur (positivo) en maléolo interno y aproximadamente en la media pierna y sobre rodilla, a los que se agrega otro en su modalidad Norte entre gemelos (cuatro en total).

Se mantiene igual tratamiento por varias semanas.

En septiembre, con motivo de viajar al sur y dado que empezaba el tiempo más cálido, para evitar que se volvieran a edematizar las piernas en el viaje, se preparan 2 aparatos con imanes tipo lenteja aplicándolos en ambos tobillos (maléolo interno).

Luego de 48 horas, no tenía edemas.

Cambios en los siguientes meses:
- Pérdida de peso.
- Digestión buena, ausencia de reflujo y acidez.
- Se mantiene ritmo menstrual regular.

- Cabello: se sigue cayendo pelo. Desde agosto, recupera rulos.
- Las manchas de la cara se están aclarando.
- Sin lesiones micóticas en pliegue mamario.
- Uñas de los pies crecen normales, sin engrosamiento.

Consigna a seguir: Mantener pérdida de peso. Se comienza con gimnasia magnética (gimnasia asistida por la colocación de imanes en las inserciones musculares) para evitar los efectos de la gravedad sobre los tejidos.

(Informe de Beatriz Rivera, Especialista en Biomagnética, Egresada del Instituto Círculo Azul Camet 2004).

Las despedidas tienen sabor a tristeza, prefiero decirles "hasta pronto" pues a pesar de que escribir es un acto solitario, un escritor siempre escribe para los otros, para los que imagina que algún día leerán lo que ha escrito. Cuando el libro está llegando a su final, se va despidiendo, soltando de a poco los misteriosos hilos que lo unen a sus futuros lectores. Es por ese motivo que cierro esta edición con una breve descripción del funcionamiento de un consultorio de Terapia con Imanes.

¿Cómo se desarrolla una Terapia con Imanes?

En una primera entrevista, se realiza una evaluación general y anamnesis (historia clínica) completa. Es conveniente traer un informe del médico tratante y los estudios clínicos más recientes.

De acuerdo a los datos obtenidos, se determina el tipo de tratamiento, la cantidad de imanes y la potencia que puede tolerar; el número de sesiones y la frecuencia de las mismas.

Los tratamientos en consultorio, en general, se dividen en series compuestas por un número estimado entre 8 y 16 sesiones, divididas en frecuencias de 1 a 3 veces por semana, según se trate de presentaciones agudas o crónicas. El tiempo de aplicación de los campos magnéticos puede variar entre 30 y 45 minutos, cuando se emplean imanes de alta potencia .

¿Cómo se mantiene el estado de equilibrio adquirido luego de tener el alta?

El paciente puede adquirir imanes especialmente diseñados para uso familiar y realizar tratamiento domiciliario. La frecuencia ideal es de tres aplicaciones diarias de 30 minutos. Los controles en consultorio pueden realizarse una vez al mes y se van espaciando en el tiempo, hasta obtener la remisión de los síntomas.

¿Qué imanes permanecen sobre el cuerpo al retirarse del consultorio?

Los tratamientos de las patologías crónicas requieren la aplicación de mini-imanes de baja potencia, del tamaño de una cabeza de alfiler. Permanecen aplicados sobre el cuerpo, sostenidos por una bandita adhesiva hipoalergénica, durante varios días. Sólo son retirados en caso de que produzcan eritema o aumento de temperatura en la zona.

¿Qué sucede si se despegan algunos imanes?

No hay ningún inconveniente. El paciente puede venir al consultorio para que se los coloquen nuevamente, sin costo alguno o esperar hasta su próxima consulta pues no se pierden los efectos logrados hasta ese momento.

¿Son descartables los imanes?

No, no lo son. Los imanes tienen una larga vida útil, sólo necesitan una higiene cuidadosa y deben ser *personalizados*, pero su duración supera cómodamente los 10 años, sin perder su fuerza original.

La Terapia con Imanes ha sido aprobada por la Organización Mundial de la Salud, organismo internacional que ha establecido normas estrictas con referencia a las potencias adecuadas para su uso en los seres vivos.

El terapeuta autorizado para aplicar imanes sin riesgo para la salud y supervisar los tratamientos donde se recomienda el uso de los imanes debe estar avalado por la Asociación Argentina para el Estudio de la Energía y el Magnetismo.

Bibliografía

ALONSO, FINN. *Física*. Addison-Wesley Iberoamericana,1995.

BARNOTHY, M.F. *Biological effects of magnetic fields*, Plenum Press, New York, vol. I y II, 1969.

BECKER, ROBERT , MD. *Cross currents*, Jeremy P. Tarcher, Inc., 1990.

BISTOLFI, F. *Campi magnetici in medicina*,Minerva, Torino, 1986.

BOHM, DAVID. *La totalidad y el orden implicado*, Barcelona, Kairos, 1975.

DAVIS, R.D. *The anatomy of biomagnetism,* 4ta. Edición. Vol. III, no. 61874, Florida.

DONNET, L. *Les aimants pour votre sante,* 3a. Edición, Dangles, St. Joan de Brame, 1985

PEREZ MARTÍNEZ, GRACIELA T. *Biomagnética*, Editorial Kier, 2003.

PEREZ MARTÍNEZ, GRACIELA T. *Terapia con Imanes*, Editorial Albatros, serie Agama, 2003.

PÉREZ MARTÍNEZ, GRACIELA T. *Terapia del alma*, Editorial Albatros, serie Agama, 2003.

VINARDI, LIVIO. *Biopsicoenergética*, Editorial Kier, 1991.

Printed in Dunstable, United Kingdom

85218775R00112